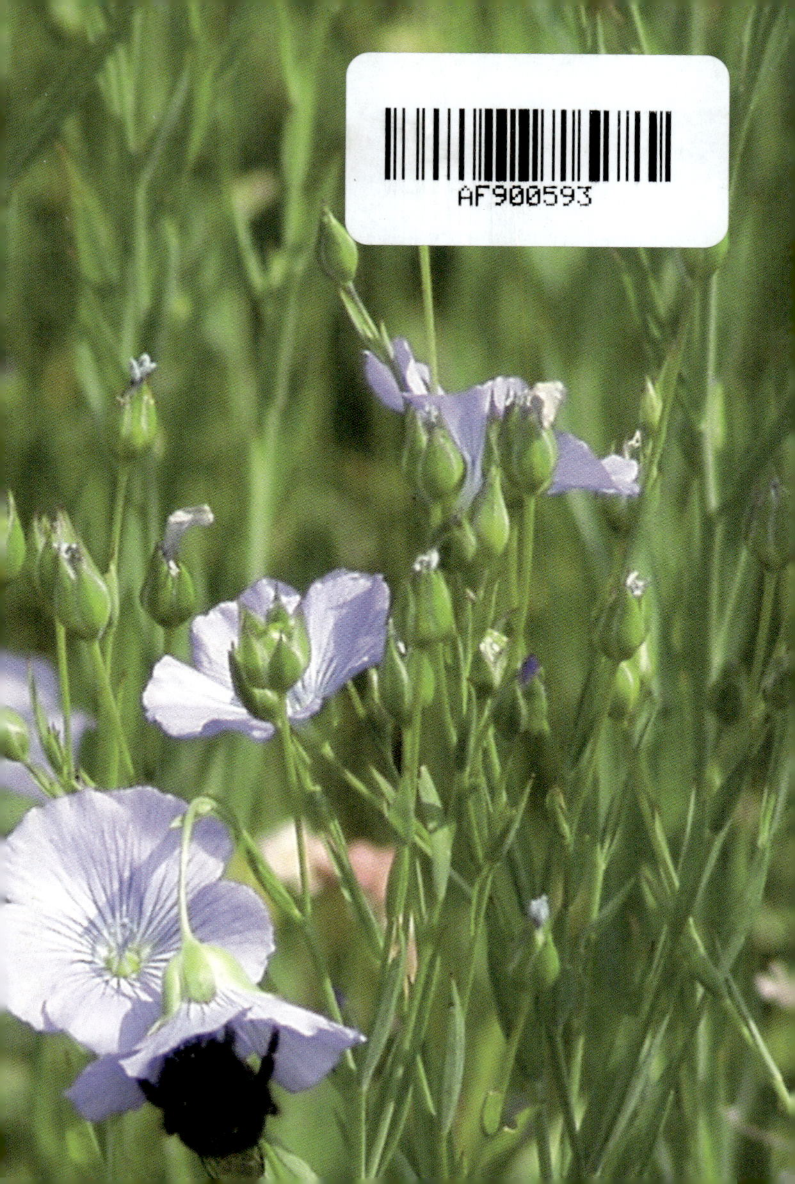

Josef Horner

Leinöl
Goldenes Lebenselixier

Josef Horner

Leinöl
Goldenes Lebenselixier

VERLAG johannes heyn

3. Auflage 2013
10.–15. Tausend

Lektorat: Susanne Gudowius
Layout: Reinhold Grimschitz, Klagenfurt
Druck: Druckerei Theiss GmbH, A-9431 St. Stefan
ISBN 978-3-7084-0264-2

Inhalt

Leinöl in aller Munde ... 7

Wissenswertes rund ums Öl ... 9

Leinöl für die Gesundheit ... 19

Für Augen, Mund und Ohren ... 21
Für die Bauchspeicheldrüse ... 23
Für gesunde Blutfettwerte ... 24
Gegen Diabetes und Übergewicht ... 29
Für Gehirn, Nerven und Psyche ... 36
Für die Gelenke ... 40
Für Haut, Haare und Nägel ... 41
Für Herz und Kreislauf ... 45
Für das Hormonsystem ... 47
Für das Immunsystem ... 51
Gegen Krebs ... 55
Für Leber und Nieren ... 59
Für Magen und Darm ... 61
Für das Säure-Basen-Gleichgewicht ... 65
Für Schwangere, Babys und Kinder ... 68

Leinöl in der Küche ... 71

Leinöl-Topfen-Speisen ... 75
Suppen ... 79
Nudel- und Gemüsegerichte ... 80
Kalte Küche ... 85

Nachwort des Verfassers ... 88

„Ich liebe die Flachspflanze sehr [...]
Sie ist ein Freund des Menschen [...]
Sie hat den Menschen lieb.“

Adalbert Stifter, Abdias

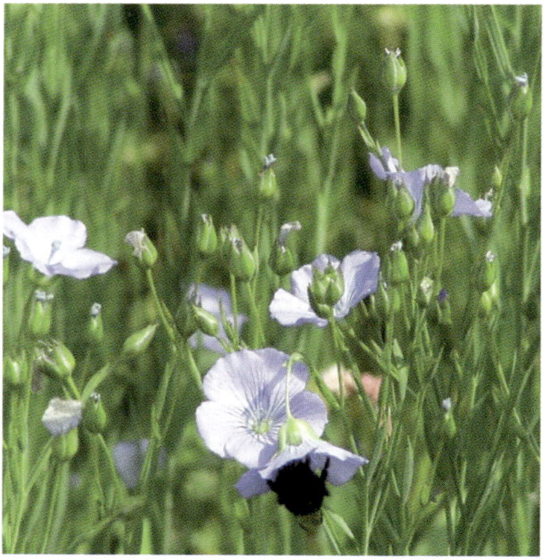

Dieses Buch widme ich allen Menschen, die Freude an einem gesunden Leben haben.

Josef Horner

In aller Munde

Es ist jetzt wieder in aller Munde: Leinöl ist gesund!

Dabei ist Linum usitatissimum, der äußerst nützliche Lein, aus dem das Öl gewonnen wird, eine traditionsreiche Kulturpflanze. Rund 5000 Jahre alt ist die Geschichte ihrer Nutzung durch den Menschen: Die Hochkulturen Mesopotamiens, die Ägypter, aber auch die Bauern Mitteleuropas kultivierten die Pflanze schon in der jüngeren Steinzeit. Davon zeugen Reste von Leinenstoffen, die man in den letzten Jahrzehnten in alten Gräbern entdeckt und untersucht hat, aber auch Funde von Leinsamen.

Der herrlich blau blühende Lein, auch als Flachs oder „Hoar" bekannt, wurde bis vor rund fünfzig Jahren auch bei uns kontinuierlich angebaut. Bauern fütterten ihre tragenden Kühe mit gekochtem Leinsamen, um ihnen das Kalben zu erleichtern. Und viele Kaninchen-, Hunde- oder Pferdezüchter schwören bis heute als Futtermittel auf Leinkuchen, der bei der Ölpressung als Rest des Samens anfällt und das Fell der Tiere besonders glänzen lässt.

Dass Leinsamen nicht nur nahrhaft sind, sondern ihnen auch heilsame Kräfte innewohnen, haben Gelehrte wie Hippokrates, Paracelsus oder Hildegard von Bingen, Mahatma Gandhi, Dr. Max Bircher-Brenner oder Dr. Johanna Budwig von der Antike bis in die Gegenwart immer wieder betont. Und tatsächlich haben sich die kleinen braunen Körner und das aus ihnen gepresste Öl in vielen Regionen als traditionelle Bestandteile von Speisen und Hausmittel-Apotheken erhalten – sei es als Beigabe zu Müsli, Brot oder Topfen (Quark), als Leinölsalbe oder als Leinsamenwickel gegen Husten, Hals- oder Gelenkschmerzen.

Was unsere Großeltern ohne nähere Detailkenntnis wussten und langjährige Genießer von Lein schon lange berichten, bestätigen wissenschaftliche Studien nun immer häufiger: Wer regelmäßig Leinprodukte zu sich nimmt, kann viele Beschwerden lindern, Krankheiten vorbeugen und manchmal gar heilen. Verantwortlich dafür sind einzelne Bestandteile der Pflanze wie die Omega-3-Fettsäuren oder sogenannte Phytoöstrogene, hormonähnliche pflanzliche Substanzen. Omega-3-Fettsäuren braucht unser Körper unbedingt, Phytoöstrogene wirken ausgleichend auf unser Hormonsystem – als Quellen beider Nährstoffe werden meist von weit her zu importierende Kaltwassermeeresfische oder Sojaprodukte empfohlen. Aber auch das einheimische Leinöl, das seit einigen Jahren in Österreich wieder produziert wird – und zwar in seiner besten Qualität als biologisch angebautes und kaltgepresstes Leinöl – enthält diese gesunden Substanzen!

Dieses Büchlein möchte deshalb ganz unverhohlen das frisch gepresste goldfarbene Öl in alle Munde empfehlen! Es möchte den Leser von diesem Lebenselixier überzeugen und beleuchtet dazu ausführlich seine besondere Qualität. Dabei verbindet es detailreiches Ernährungswissen und mündlich weitergegebene Erfahrungen, bietet anwendungsbezogen und gut verständlich Aufklärung über gesundheitliche Zusammenhänge und Rezepte für den täglichen Genuss.

Wissenswertes rund ums Öl

Ob pflanzliches Öl oder tierisches Fett – fast alle Nahrungsmittelfette sind Triglyceride, die unser Körper braucht. Triglyceride bestehen aus jeweils einem Molekül des dreiwertigen Alkohols Glycerin sowie drei Fettsäuren. Fettsäuren wiederum sind Verbindungen, die aus unterschiedlich langen Ketten von Kohlenstoffatomen (C) bestehen, an denen Wasserstoff- (H) und Sauerstoffatome (O) angelagert sind. Diese verkürzte chemische Beschreibung benötigen wir, um den Unterschied zwischen den sogenannten gesättigten und ungesättigten Fettsäuren und deren Bedeutung für unsere Ernährung verdeutlichen zu können.

Gesättigte und ungesättigte Fettsäuren

Bei den gesättigten Fettsäuren sind alle C-Atome der Kohlenstoffkette mit H- bzw. O-Atomen belegt. Sie bieten damit anderen Stoffen keinen Anreiz für Reaktionen – sie sind „satt" und reaktionsträge, gleichzeitig aber in sich sehr stabil. Sie sorgen für die Festigkeit der Zellmembranen und stellen unserem Körper schnell Energie zur Verfügung. Gesättigte Fettsäuren kommen vor allem in Fleisch und Milchprodukten vor und nur in wenigen Pflanzenfetten (Kokosöl). Meist sind sie bei Zimmertemperatur fest, wie z. B. Schmalz, Butter oder Kokosfett.

Ungesättigte Fettsäuren sind durch sogenannte freie Doppelbindungen in der Kohlenstoffkette gekennzeichnet, d. h. einige der C-Atome haben noch Plätze frei, an denen andere Stoffe „andocken" und Reaktionen auslösen können (s. a. Grafik S. 11). Je mehr solcher freien Bindungen die Kohlenstoffkette hat, desto höher ungesättigt ist die Fettsäure – und desto reaktionsfreudiger ist sie auch.

Wir unterscheiden deshalb die ungesättigten Fettsäuren weiter in ein-, zwei-, dreifach und hoch ungesättigte. Und wir führen ein zweites Kriterium zur Einteilung der Fettsäuren ein: die Frage, ob sie für uns lebensnotwendig oder aus anderen Nahrungsbestandteilen aufbaubar sind.

Essenzielle und nicht essenzielle Fettsäuren

Als essenziell werden die Fettsäuren bezeichnet, die für uns lebensnotwendig sind, die unser Körper nicht selbst herstellen kann und die wir deshalb unbedingt über die Nahrung zu uns nehmen müssen. Dies sind streng genommen nur die zwei- und dreifach ungesättigten. Alle anderen, die gesättigten, einfach ungesättigten und auch die hoch ungesättigten kann ein gesunder Körper selbst herstellen, insofern sind es nicht essenzielle Fettsäuren.

Da aber hoch ungesättigte Fettsäuren erstens für uns lebensnotwendig sind und zweitens nur aus den essenziellen Fettsäuren gebildet werden können, sind sie in der folgenden Übersicht weder der einen noch der anderen Gruppe zugeordnet. Alle drei der genannten hochungesättigten Fettsäuren kommen in Nahrungsmitteln vor, aber sie entstehen auch, wenn wir etwa die im Leinöl enthaltene Linolsäure (Omega-6, bildet Arachidonsäure) und alpha-Linolensäure (Omega-3, bildet Eicosapentaen- und Docosahexaensäure) zu uns genommen haben.

Einteilung der Fettsäuren – Übersicht und Beispiele

Nicht essenziell		Essenziell		
gesättigt	ungesättigt 1-fach	mehrfach ungesättigt 2-fach	3-fach	hoch ungesättigt 4-fach u. mehr
	OMEGA-9	**OMEGA-6**	**OMEGA-3**	aus Omega-6 und Omega-3 gebildet
z. B. Butter-, Palmitin-säure in Milch-produkten, Kokosfett	z. B. Ölsäure in Olivenöl	z. B. Linolsäure in Leinöl	z. B. alpha-Linolen-säure in Leinöl	z. B. Arachidon-, Eicosapentaen- u. Docosahexaensäure in Fleisch bzw. Fisch

Die essenziellen Fettsäuren Omega-6 und Omega-3

Die nachstehende Grafik veranschaulicht den Aufbau der alpha-Linolensäure, dem wichtigsten Bestandteil des Leinöls. An ihr können wir auch den Begriff des „Omega" erläutern, der ungesättigte Fettsäuren in weitere Gruppen unterteilt, und zwar nach der Position ihrer ersten freien Doppelbindung.

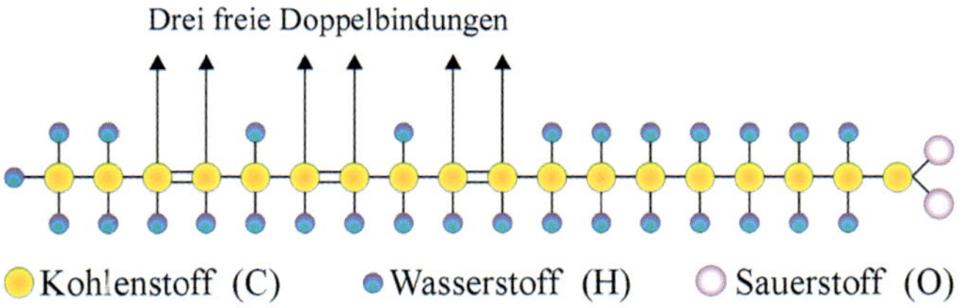

Quelle: Claus Barta www.oel-wechsel.com

Als Omega wird nach dem letzten Buchstaben im griechischen Alphabet das letzte C-Atom der Kohlenstoffkette bezeichnet (links). Befindet sich die erste Doppelbindung am dritten C-Atom von Omega aus, handelt es sich um eine Omega-3-, befindet es sich am sechsten C-Atom, ist es eine Omega-6-Fettsäure etc.

Die alpha-Linolensäure ist also eine dreifach ungesättigte Fettsäure der Omega-3-Gruppe. Linolsäure, die zweite essenzielle Fettsäure des Leinöls, ist eine zweifach ungesättigte Fettsäure der Omega-6-Gruppe. Diese beiden Gruppen essenzieller Fettsäuren stehen im Zentrum der Aufmerksamkeit dieses Büchleins, von ihrem Zusammenspiel hängen viele Vorgänge in unserem Körper ab. Welche dies im einzelnen sind, wird im Kapitel „Leinöl für die Gesundheit" beschrieben, hier soll nur auf die wichtigsten Eigenschaften der Fettsäuren hingewiesen werden.

Die meist zwei- bzw. dreifach ungesättigten Omega-6- und Omega-3-Fettsäuren sind instabiler, aber reaktionsfreudiger und flexibler als die „satteren". Sie decken nicht nur unseren Energiebedarf, sondern regen auch Stoffwechselprozesse an, fungieren als Bausteine und Helfer bei vielen Abläufen. Während die „satten" Fette für die Stabilität der Zellmembranen sorgen, gewährleisten die instabileren essenziellen ihre Durchlässigkeit, die für den Austausch von Nährstoffen und Abbauprodukten unerlässlich ist.

Auch das Verhältnis beider essenzieller Fettsäuren untereinander ist für unsere Gesundheit von großer Bedeutung. Bei einigen Stoffwechselvorgängen nehmen nämlich beide die Rolle von „Gegenspielern" ein. So werden beispielsweise aus Omega-6-Fettsäuren Immunreaktionen anregende, entzündungsfördernde Hormone gebildet, aus Omega-3-Fettsäuren dagegen entzündungshemmende. Omega-6-Fettsäuren unterstützen eine schnelle Blutgerinnung und die kurzfristige Steigerung des Blutdrucks, Omega-3-Fettsäuren dagegen hemmen beides.

Optimalerweise sollten Omega-6- und Omega-3-Fettsäuren deshalb immer in einem Verhältnis von etwa 2 oder sogar 1 : 1 verfügbar sein. Weil unser Körper Fette etwa in dem Verhältnis in seine Gewebe und Prozesse einbaut, in dem wir sie zu uns nehmen, sollten wir dieses Verhältnis bei unserer Ernährung beachten.

Nun sind in unseren Nahrungsmitteln weitaus mehr Omega-6- als Omega-3-Fettsäuren enthalten, so dass viele Menschen unter einem deutlichen Mangel an letzteren leiden. Und eben dies ist der Grund, weshalb Leinöl so sehr zu empfehlen ist.

Leinöl enthält fast das Vierfache an Omega-3- (in Form der alpha-Linolensäure) im Vergleich zu den Omega-6-Fettsäuren (in Form von Linolsäure) – ein Verhältnis, das einzigartig unter den bei uns verbreiteten Pflanzenölen ist (s. a. S. 16/17: Fettzusammensetzung verschiedener Lebensmittel). Es bietet damit eine hervorragende Möglichkeit, ein gesundes Gleichgewicht im Fetthaushalt herzustellen. Darüber hinaus enthält es wertvolle Fettbegleitstoffe wie Eiweiße, Vitamin E und sekundäre Pflanzenstoffe wie Phytoöstrogene (in Form von Lignanen) sowie Selen und Mineralstoffe.

Cis- und trans-Formen ungesättigter Fettsäuren

Die Atome ungesättigter Fettsäuren sind in ihrem natürlichen Zustand in der sogenannten cis-Konfiguration aneinander gereiht, was zur Krümmung der Kohlenstoffketten führt. Diese Form verleiht ihnen die Eigenschaft, etwa Membranen flexibel zu halten. Nun wurde schon angedeutet, dass die mehrfach ungesättigten Fettsäuren instabil sind. Dies hat die erwähnten Vorteile, aber es hat auch Nachteile: Sie sind anfällig für chemische Veränderungen und verwandeln sich z. B. durch Erhitzen leicht in Transfettsäuren. Dabei wird die cis- in eine trans-Form umgewandelt, aus der gekrümmten Kohlenstoffkette wird eine gerade. In dieser starren Form aber kann sie nicht für Elastizität und Durchlässigkeit sorgen, im Gegenteil verhärten und verstopfen zu viele Transfette unsere Zellmembranen und behindern damit den Austausch von Sauerstoff, Nähr- und Abbaustoffen.

Die natürliche cis-Form, die essenzielle Fettsäuren so wertvoll macht, bleibt nur erhalten, wenn ein Öl kalt gepresst wird. Leider ist die Bezeichnung „Kaltpressung“ für die meisten Produkte nicht geschützt, sie lässt z. B. nicht erkennen, ob Früchte, Samen oder Nüsse vor der Pressung mit Heißdampf behandelt oder geröstet wurden. Erkundigen Sie sich ggf. beim Erzeuger, um sich von der Qualität Ihres Speiseöls zu überzeugen.

Da auch Licht und Luft die besonders instabilen Omega-3-Fettsäuren leicht verderben, beachten Sie die Hinweise am Anfang des Kapitels „Leinöl in der Küche“.

Raffinierte und gehärtete Öle – Vorsicht Transfette !

Transfettsäuren sind mittlerweile als Krankmacher anerkannt. Mancherorts (New York, Dänemark) wurden bereits Gesetze geschaffen, die – ähnlich wie für Umweltgifte – Grenzwerte für Transfette in Lebensmitteln festschreiben. Bei uns braucht der Verbraucher noch einiges Vorwissen, um diese schädlichen Fette bewusst meiden zu können.

Die meisten der industriell produzierten und günstig erhältlichen Speiseöle enthalten Transfette, weil sie mehrfach auf Temperaturen bis zu über 200° erhitzt wurden: Die Ölsamen, Nüsse oder Früchte werden i. d. R. heiß gepresst. Zusätzlich werden zum Extrahieren des Öls Lösungsmittel eingesetzt, Chemikalien, die das Öl ungenießbar machen. Um diese giftigen Stoffe wieder zu entfernen, wird es wieder erhitzt und anschließend raffiniert, um mit Zentrifugen, Laugen und Lösungen, Desodorierungsverfahren und Farbstoffen ein geschmacklich und optisch ansprechendes, aber gesundheitlich wertloses Produkt zu erhalten.

Auch bei der industriellen Fetthärtung (Hydrierung) entstehen Transfettsäuren, deshalb sind auch viele Margarinen, Brat- und Backfette belastet. Beachten Sie die Empfehlungen im Kapitel „Leinöl in der Küche“.

Klassische transfetthaltige Produkte sind Frittiertes, Vorgebackenes und Vorpaniertes, Fertigsoßen, Croutons, Chips, Cracker & Co, Croissants, Toastbrot, Kekse und Kuchenmischungen, Schokobrotaufstriche, Müsliriegel und vieles andere mehr.

Fettzusammensetzung verschiedener Lebensmittel

Lebensmittel	Fettgehalt	3-fach ungesättigt **OMEGA 3** z.B. alpha-Linolensäure	2-fach ungesättigt **OMEGA 6** z. B. Linolsäure	1-fach ungesättigt OMEGAGA 9 z.B. Ölsäure	gesättigt	sonstige (z.B. gamma-Linolensäure)
Öle, Samen und Nüsse						
Hanföl	100%	24%	53%	13%	9%	2%
Hanfnüsse	35%	20%	57%	14%	7%	2%
Leinöl	100%	57%	18%	16%	9%	
Leinsamen	30%	57%	18%	16%	9%	
Nachtkerzenöl	100%	27%	30%	24%	11%	8%
Borretschöl	100%	22%	22%	22%	10%	24%
Kürbiskernöl	100%	15%	42%	34%	9%	
Weizenkeimöl	100%	5%	50%	25%	18%	
Olivenöl	100%	0%	8%	82%	10%	
Oliven	13%	0%	8%	82%	10%	
Kokosnussfett	100%	0%	3%	6%	91%	
Distelöl	100%	0%	79%	13%	8%	
Sonnenblumenöl	100%	0%	69%	19%	13%	
Sonnenblumenkerne	73%	0%	69%	19%	13%	
Mandelöl	100%	0%	26%	65%	9%	
Mandeln	74%	0%	26%	65%	9%	
Maiskeimöl	100%	0%	59%	24%	17%	
Sesamöl	100%	0%	41%	46%	13%	
Sesamkerne	73%	0%	41%	46%	13%	

Zusammenstellung: Thausing-Naturkost

Lebensmittel	Fettgehalt	3-fach ungesättigt **OMEGA 3** z.B. alpha-Linolensäure	2-fach ungesättigt **OMEGA 6** z. B. Linolsäure	1-fach ungesättigt OMEGAGA 9 z.B. Ölsäure	gesättigt	sonstige (z.B. gamma-Linolensäure)
Öle, Samen und Nüsse						
Walnussöl	100%	8%	51%	28%	16%	
Walnüsse	63%	8%	51%	28%	16%	
Haselnussöl	100%	0%	15%	76%	7%	
Haselnüsse	62%	0%	15%	76%	7%	
Erdnüsse	50%	0%	15%	76%	7%	
Avocado	25%	0%	8%	80%	12%	
Fisch, fettreich						
Wildlachs	14%	30%	3%	20%	15%	
Hering	17%	20%	0%	10%	10%	
Tunfisch	15%	30%	0%	20%	20%	
Makrele	12%	20%	0%	15%	20%	
Aal	25%	13%	0%	35%	25%	
Bückling	15%	20%	10%	10%	15%	
Fleisch						
Rind	4%	1%	2%	40%	40%	
Schwein	9%	0%	1%	50%	50%	
Lamm	10%	0%	0%	50%	50%	
Hähnchen	4%	2%	23%	40%	35%	
Milchprodukte	4%	0%	2%	30%	67%	

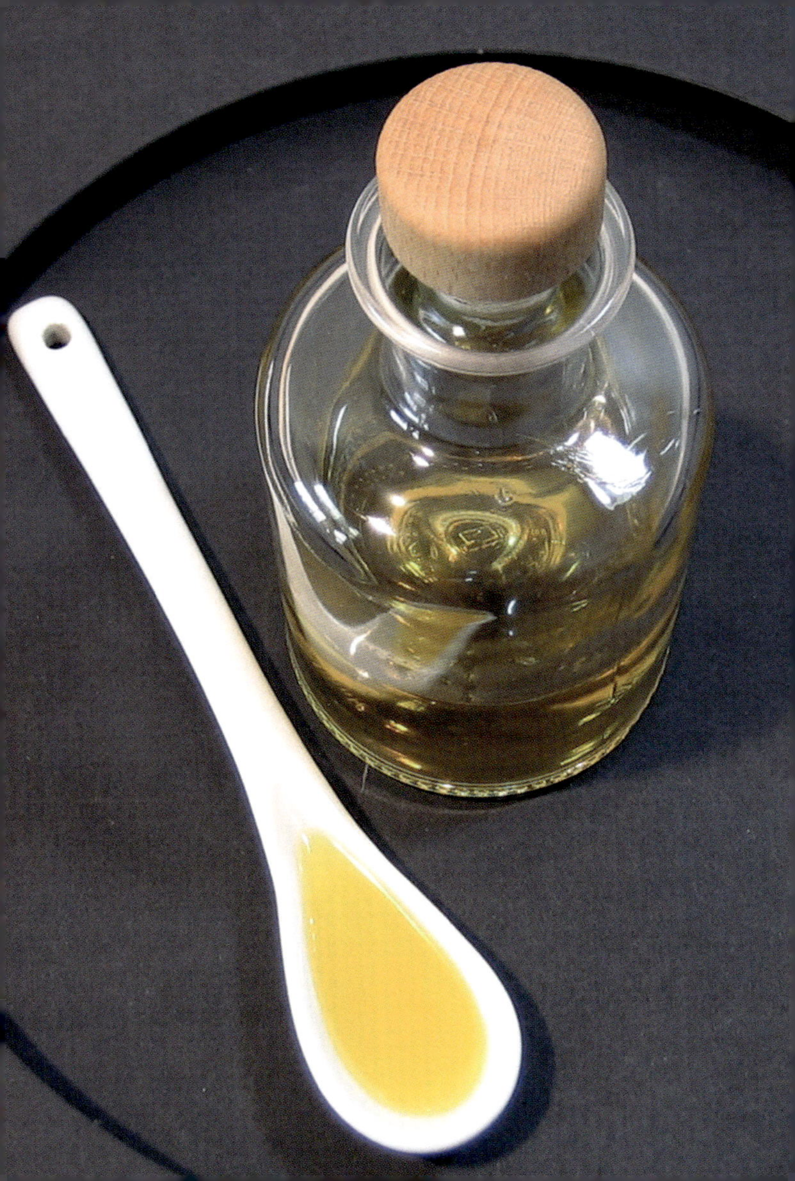

Leinöl für die Gesundheit

Dieses Kapitel möchte Sie näher mit dem Nutzen von biologisch angebautem, kaltgepresstem Leinöl für unsere Gesundheit vertraut machen. In die einzelnen Abschnitte sind viele positive Rückmeldungen von Betroffenen eingeflossen, die überzeugt sind, dass sie mit der Verwendung dieses Öls nicht nur zur Vorbeugung, sondern auch zur Heilung den richtigen Weg eingeschlagen haben.

Die empfohlene Menge von täglich einem Esslöffel (EL) zur Vorbeugung bzw. drei mal täglich 1 EL in Akutfällen, geht von der Annahme aus, dass Sie erwachsen sind und sich durchschnittlich ernähren – d. h. etwa gern Fleisch essen und auch Süß- und Rahmspeisen, Chips, Würsteln, Pommes oder auch alkoholischen Genüssen gegenüber nicht abgeneigt sind – und deshalb aller Voraussicht nach über zuwenig Omega-3-Fettsäuren verfügen. Wer sich ohnehin schon sehr gesund ernährt, mag ruhig bei 1 EL bleiben – empfehlenswert als gesundes und schmackhaftes Speiseöl bleibt dieses Lebenselixier aber auch zu ihrem Wohl.

Dringend raten möchte ich, grundsätzlich auf raffinierte Öle und aus ihnen hergestellte (teil-)gehärtete Fette (Margarine, Back- und Bratfette) zu verzichten, weil sie Transfette enthalten. Ebenso sollten gentechnisch veränderte Lebensmittel gemieden werden, häufig sind dies Sojaprodukte, Raps, Mais oder Tomaten – es sei denn, sie stammen aus gentechnikfreiem biologischem Anbau. Während einer schweren Erkrankung sollten Sie außerdem Fleisch und Wurstwaren meiden, dafür auf vegetarische Kost und biologisch angebaute Produkte umsteigen und sich gesund essen!

Wenn hier von Leinöl die Rede ist, ist immer biologisch angebautes kaltgepresstes Leinöl gemeint, das in keiner Herstellungsphase über 40° Celsius erhitzt wurde. Denn nur bei diesem dürfen wir sicher sein, dass es die essenziellen Fettsäuren in ihrer natürlichen cis-Form enthält. Entsprechendes gilt für die Fettsäuren selbst: Wo immer Omega-3- und Omega-6-Fettsäuren genannt werden, sind ihre gesundheitlich wertvollen cis-Formen gemeint.

Kaltgepresste Öle aus biologischem Anbau

Beim Kauf von pflanzlichen Speiseölen empfiehlt es sich besonders, auf das Bio-Siegel zu achten. Denn Fette haben die Eigenschaft, Gifte an sich zu binden, die in der konventionellen Landwirtschaft durch künstlichen Dünger, Schädlingsbekämpfungs- und Unkrautvernichtungsmittel (Pestizide und Herbizide) anfallen. Da die biologische Landwirtschaft auf den Einsatz dieser Mittel verzichtet, sind Bio-Öle frei von diesen Schadstoffen.

Die Empfehlungen zur Leinöl-Anwendung wollen eine natürliche ergänzende Hilfe geben, mit der wir Gesundheit und Wohlbefinden aufrechterhalten können, ohne dass es zu Nebenwirkungen kommt. Sie sollen aber keinesfalls den Rat eines Arztes ersetzen. Befragen Sie deshalb bei allen akuten Erkrankungen immer Ihren Arzt!

Für Augen, Mund und Ohren

Einen Großteil aller Informationen nehmen wir über das Auge wahr, der Erhalt unserer Sehkraft sollte uns also wichtig sein.

Hinter den Augen befindet sich ein Fettpolster, das während langer Krankheiten oder Abmagerungskuren schrumpft. Unsere Augen sehen dann nicht nur eingefallen aus, auch Sehstörungen können wegen der tiefer liegenden Augäpfel auftreten.

Darüber hinaus benötigt der Tränenfilm, der die Hornhaut schützt und unsere Augen strahlen lässt, essenzielle Fettsäuren. Bei einem nicht ausgewogenen Verhältnis von Omega-6- und Omega-3-Säuren verliert dieser Schutzfilm seine Geschmeidigkeit und wird rissig. Die Augen werden trocken und die Hornhaut ist Verletzungen ausgesetzt.

In beiden Fällen, bei Augentrockenheit und zum Auffüllen der Fettdepots, können Sie die Regeneration mit der Einnahme von Leinöl unterstützen.

Auch Ihre Ohren brauchen essenzielle Fettsäuren: Sie halten den so oft verpönten, aber doch wichtigen Ohrenschmalz geschmeidig und damit das Trommelfell elastisch.

Leinöl unterstützt darüber hinaus ein gesundes Zahnfleisch. Sie können es bei Zahnschmerzen oder Zahnfleischbluten für Spülungen der Mundhöhle anwenden. Bei regelmäßiger Anwendung helfen die Spülungen, Parodontose zu vermeiden (s.a. S. 22: Mundspülungen zum Entgiften).

Mundspülungen zum Entgiften

Spülungen mit kaltgepressten Pflanzenölen können Krankheitserreger, Gift- und Schlackenstoffe über die Mundschleimhaut aus Blut und Gewebe herausziehen. So gehen Sie dabei vor:

- Nehmen Sie 1 TL- bis 1 EL Leinöl (auch Sonnenblumen- oder Kürbiskernöl) in den Mund.
- Ziehen Sie das Öl langsam durch die Zähne; saugen sie es bei geschlossenem Mund hin und her, kauen und kneten sie es, etwa 10 bis 15 Min. lang.
- Schlucken Sie das Öl auf keinen Fall (es enthält ja nun die Stoffe, die aus dem Körper entfernt werden sollen!), sondern spucken Sie es aus – am besten in die Toilette oder einen später zu entsorgenden Behälter.
- Spülen Sie Ihren Mund mehrmals mit Wasser und putzen Sie sich anschließend gründlich die Zähne.
- Am effektivsten ist die Ölspülung gleich nach dem Aufstehen.
- Verwenden Sie nur Öle aus biologischem Anbau, damit es nicht schon vor der Anwendung Herbizide, Pestizide oder andere giftige Rückstände enthält.
- Denken Sie daran, dass das ausgespuckte Öl sowie die Zahnputzspülungen Umweltgifte und Keime enthalten – reinigen Sie deshalb die Becken gründlich.

Für die Bauchspeicheldrüse

Die Bauchspeicheldrüse (Pankreas) produziert u. a. die für unseren Stoffwechsel so wichtigen Hormone Insulin und Glukagon (s. a.: Gegen Diabetes) und sie ist unsere wichtigste Verdauungsdrüse: Sie stellt mehr als zwanzig verschiedene Enzyme (Verdauungsfermente) her, die zusammen mit der Gallensäure in den Zwölffingerdarm fließen und dort die Nahrung, die unseren Magen verlassen hat, weiter verdauen und verarbeiten. Die wichtigsten dieser Enzyme heißen Amylase (zerlegt Kohlehydrate), Tripsin (zerlegt Eiweiße) und Lipase (zerlegt Fette).

Alkoholmissbrauch und Medikamente, aber auch festgesetzte Gallensteine, stark erhöhte Blutfette oder bestimmte Viren können Entzündungen der Bauchspeicheldrüse hervorrufen, die dringend behandelt werden müssen. Denn eine Bauchspeicheldrüsenentzündung kann zu vorübergehenden Verdauungsbeschwerden, vor allem aber zu verschiedensten Komplikationen und Folgeerkrankungen führen, u. a. zu Diabetes mellitus.

Pflegen Sie also Ihre Bauchspeicheldrüse und meiden Sie die wichtigsten genannten „Krankmacher“. Sie können Entzündungen vorbeugen, indem Sie Ihre Essgewohnheiten auf biologisch angebaute, kaltgepresste Öle umstellen und den empfohlenen täglichen Esslöffel Leinöl zu sich nehmen. In Akutfällen können Sie die Dosis auf drei Esslöffel täglich erhöhen – es sei denn, Ihr Arzt hat Ihnen Enthaltsamkeit verordnet. Befragen Sie ihn bitte unbedingt!

Für gesunde Blutfettwerte

Blutfett ist ein Sammelbegriff für verschiedene Fette, die im Blut nachgewiesen werden können. Die beiden wichtigsten Blutfette, die zur Ermittlung von Herz-Kreislauf-Erkrankungen gemessen werden, sind das Cholesterin (für das zusätzlich ein sogenannter LDL- und ein HDL-Cholesterin-Wert bestimmt wird) und die Triglyceride.

Cholesterin

Hohe Cholesterinwerte galten lange als Hinweis auf ein erhöhtes Risiko für Arteriosklerose, Herzinfarkte, Schlaganfälle sowie für Gallensteine. Heute weiß man, dass ein hoher Gesamtcholesterinwert nicht aussagekräftig genug ist. Deshalb berücksichtigt man bei der Bewertung auch Faktoren wie die genetische Veranlagung oder das Alter eines Patienten. Und man unterscheidet vor allem genauer, in welcher Form das Cholesterin im Blut vorliegt (als HDL- oder LDL-Cholesterin) und in welchem Verhältnis diese beiden Formen zueinander stehen. Denn Cholesterin ist keineswegs einfach schädlich – es ist sogar ein lebensnotwendiger Baustoff unseres Körpers, dessen positive Effekte Sie mit Leinöl verstärken können.

Holen wir etwas aus, um die Bedeutung des Cholesterins zu verstehen. Cholesterin wird zu den Fetten gezählt. Es ist eine wasserunlösliche Substanz, die in fast allen tierischen Zellen – und damit auch in unseren – zu finden ist.

Wir brauchen Cholesterin zum Aufbau der Zellmembranen, die alle Zelle wie eine Hülle umschließen. Die auf die Weitergabe elektrischer Impulse spezialisierten Nervenzellen des zentralen Nervensystems und des Gehirns brauchen besonders viel von diesem nicht leitenden Stoff, um lange, gegen die Umgebung isolierende, Fortsätze auszubilden, die wie ein Stromkabel elektrische Reize weitergeben. Deshalb spielt Cholesterin nicht nur für die Stabilität der Körperzellen eine bedeutende Rolle, sondern auch für das Funktionieren der Reizleitung im gesamten Nervensystem, für den Erhalt unserer geistigen Leistungsfähigkeit und unseres seelischen Gleichgewichts.

Außerdem ist Cholesterin eine Ausgangssubstanz für die Bildung von Hormonen – etwa von Sexualhormonen, von Kortisol (auch Hydrokortison genannt, nicht aber zu verwechseln mit Kortison!) oder Aldosteron, das u. a. unseren Wasser- und Mineralhaushalt regelt. Auch unsere Leber benötigt Cholesterin, zum einen, um eine Vorstufe des Vitamins D zu bilden, vor allem aber zur Produktion von Gallensäure, die wiederum zur Fettverdauung im Darm eingesetzt wird. Ohne Cholesterin also könnte unser Körper weder Vitamin D produzieren, das indirekt zur Regulierung des Kalziumhaushalts, für den Knochenaufbau und das Immunsystem wichtig ist, noch die in Nahrungsmitteln enthaltenen Öle und Fette verwerten.

Vielleicht gerade weil Cholesterin für unseren Körper so wichtig ist, hat dieser einen ganz von der Nahrungszufuhr unabhängigen Kreislauf entwickelt: Er produziert Cholesterin, im Normalfall reguliert er seinen Bedarf selbst und er kann überflüssiges Cholesterin auch ausscheiden. Wieso können wir dann trotzdem erhöhte Cholesterinwerte haben und warum kann zuviel Cholesterin dann überhaupt schädlich sein?

Schauen wir uns den Cholesterin-Kreislauf einmal genauer an. Grundsätzlich kann fast jede unserer Zellen Cholesterin herstellen, überwiegend wird es aber in der Leber produziert. Da Cholesterin nicht wasserlöslich ist, kann es sich nicht frei im Blut bewegen. In der Leber wird es deshalb zusammen mit anderen Fetten an sogenannte Lipoproteine gebunden, die als „Transporter" durch die Blutbahnen fungieren: Das sogenannte LDL (Low Density Lipoprotein) bringt das Cholesterin von der Leber zu den Körperzellen, und das sogenannte HDL (High Density Lipoprotein) holt überschüssiges Cholesterin aus den Körperzellen ab und transportiert es zurück zur Leber, die es wieder abbaut. LDL und HDL regulieren also unseren Cholesterin-Haushalt.

Wenn wir nun mit der Nahrung eine kräftige Portion Cholesterin zu uns nehmen, wird unser Blut eine hohe Konzentration an LDL aufweisen, der entsprechende Blutfettwert wird entsprechend hoch ausfallen. Hat unser Körper aber gleichzeitig viel HDL zur Verfügung, kann er das überschüssige Cholesterin in der Regel schnell wieder abbauen.

Nun ist oft zu hören oder zu lesen, dass LDL schlecht sei, HDL dagegen gut. Aber auch diese Unterscheidung ist heute überholt bzw. ungenau formuliert. Das LDL-Cholesterin wird nämlich nur dann zu einem schädlichen Stoff, wenn es oxidiert. Verantwortlich dafür sind meist aggressive Sauerstoffverbindungen, sogenannte freie Radikale, aus Umweltgiften, Zigarettenrauch, Ozon, Pestiziden etc. Dieses chemisch veränderte LDL-Cholesterin wird in die Wände der Blutgefäße eingelagert und ersetzt dort nach und nach wichtige Fettsäuren. Unser Abwehrsystem erkennt das oxidierte Cholesterin als schädlichen Fremdkörper, Entzündungen entstehen, die langfristig zur gefürchteten Arteriosklerose führen können (s. a.: Für Herz und Kreislauf).

Weil wir uns aber oft nur schwer von diesen und anderen schädlichen Faktoren – auch Stress, Bewegungsmangel oder eine zu kohlehydrathaltige Ernährung gehören dazu – fernhalten können oder wollen, produziert unser Körper immer mehr LDL. Denn Cholesterin ist ja ein notwendiger Bestandteil unserer Zellen – und je geschädigter die Zell- und Arterienwände sind, desto mehr glaubt der „Reparatur-Service" unseres Körpers, es zu benötigen! Aus dem gleichen Grund kann es schaden, wenn wir einfach „weil es gesund ist" (LDL-)Cholesterin senkende Mittel, z. B. über entsprechend angereicherte Margarine, einnehmen: Denn ist schließlich zuwenig vorhanden, produziert unser Körper nur immer mehr davon.

Bei der Frage, ob ein Cholesterinwert auf ungesunde Weise erhöht ist, muss man also immer das Verhältnis von HDL- und LDL-Wert über längere Zeit beobachten. Das Verhältnis HDL zu LDL sollte etwa 1:3 bis 1:4 betragen, egal, ob der Wert des Gesamtcholesterins bei 200 oder 400 mg/dl liegt.

Bei langfristig erhöhten LDL-Cholesterin-Werten aber lautet der einzig sinnvolle Rat zur Normalisierung, etwas an Ernährung und Lebensweise zu ändern. Minimieren Sie die genannten Risikofaktoren und stellen Sie Ihre Ernährung um. Biologisch angebaute Lebensmittel enthalten z. B. keine Pestizide, rein pflanzliche Öle kein Cholesterin. Darüber hinaus senken Omega-3- und Omega-6-Fettsäuren den LDL- und erhöhen den HDL-Wert. Ein Mangel an HDL kann nämlich auch zu Gefäßverengungen und damit z. B. zu Thrombosen führen!

Auch Phytoöstrogene, wie die im Leinöl und im Leinsamen enthaltenen Lignane, gelten heute als LDL-Cholesterin senkende Stoffe. Der tägliche Löffel Leinöl ist deshalb zum Ausgleich des Cholesterinspiegels sehr zu empfehlen.

Triglyceride

Die meisten Fette und Öle, die wir mit der Nahrung zu uns nehmen sind Triglyceride. Sie sind wichtige Bausteine und Energielieferanten für unseren Körper – überschüssige Fette aber lagert er in den Zellen des Fettgewebes ab. Diese gesunde Maßnahme des Körpers, Fettdepots zu bilden, dient dazu, für Hungerzeiten vorzusorgen und Organe gegen Verletzungen oder Wärmeverlust zu schützen. Zuviel Fett aber wird zur Belastung für den Stoffwechsel, deshalb sollten die Triglyceridwerte des Blutes grundsätzlich nicht dauerhaft erhöht sein.

Da Triglyceride immer aus drei Fettsäuren bestehen, sagt die Bestimmung der Triglyceridwerte zunächst nichts darüber aus, ob Ihr Blut vorwiegend „gesunde", einfach nahrhafte oder gar „schädliche" Fette enthält (s. a.: Wissenwertes rund ums Öl). Erst wenn die Lipase, ein Enzym der Bauchspeicheldrüse, das mit der Nahrung aufgenommene Triglycerid spaltet und die einzelnen Fettsäuren freisetzt, entfalten sich deren unterschiedliche Wirkungen.

Wenn Sie weniger von den gesättigten und Transfetten zu sich zu nehmen, dafür mehr kaltgepresste Öle verwenden, die natürliche Omega-3- und Omega-6-Fettsäuren enthalten, tun Sie ihren Triglyceridwerten etwas Gutes. Vor allem die dreifach ungesättigten, wie die alpha-Linolensäure im Leinöl, liefern Ihrem Körper nicht nur Energie, sie steigern auch die Fettverbrennung. Sie regen nämlich die Mitochondrien an, die Kraftwerkszentralen unserer Zellen, so dass zusätzlich Stoffwechselprozesse in Gang gesetzt werden (s. a.: Gegen Diabetes und Übergewicht).

Ersetzen Sie also so manchen Löffel Salatöl durch Leinöl, verzichten Sie hin und wieder auf Butter oder fettes Fleisch – und Ihre Triglyceridwerte werden es Ihnen danken. Und denken Sie daran, dass auch Kohlehydrate, die der Körper gerade nicht verwerten kann, zu Fett umgewandelt werden. Nehmen Sie deshalb weniger kohlehydratreiche Lebensmittel wie Süßspeisen, Wurst oder Getreideprodukte zu sich, dafür mehr Gemüse, und bewegen Sie sich nach dem Essen.

Gegen Diabetes und Übergewicht

Obwohl Übergewichtigen grundsätzlich anzuraten ist, nicht zuviel Fett zu sich zu nehmen, kann Leinöl ihnen helfen das Körpergewicht zu reduzieren, Diabetes vorzubeugen und sogar Diabetiker, die Insulin nehmen müssen, dabei unterstützen, ihren Blutzuckeranstieg zu verlangsamen.

Bis kurz nach dem Zweiten Weltkrieg war „die Zuckerkrankheit“ Diabetes wenig bekannt, heute gibt es in Österreich etwa 500.000 Patienten (plus Dunkelziffer), Tendenz steigend: Im Jahre 2010 rechnet man mit einer Million Betroffener. Diabetes mellitus vom Typ II (der nicht angeborenen, sondern erworbenen Krankheit) gilt deshalb als Wohlstandskrankheit – d. h. ihre Verbreitung wird auf unseren Lebensstil zurückgeführt – und Übergewicht ist ein Faktor, der ihre Entstehung fördert. Genauer gesagt, ist Diabetes eine Erkrankung des Kohlehydratstoffwechsels, bei der fehlendes oder nicht mehr wirksames Insulin zu einem permanent erhöhten Blutzuckerspiegel führt. Schauen wir uns deshalb zunächst den Kohlehydratstoffwechsel eines gesunden Menschen an, dann wird verständlich, was Ernährung und Lebensweise mit Übergewicht und schließlich mit Diabetes zu tun haben.

Kohlehydrate – eine Sammelbezeichnung für verschiedene Zuckerarten – sind neben den Fetten und Eiweißen die wichtigsten Energielieferanten in unserer Nahrung. Konzentriert befinden sie sich z. B. als Stärke, als Trauben- (Glukose) oder Fruchtzucker (Fruktose), Milch- (Laktose), Rüben- oder Rohrzucker (Saccharose) nicht nur in gesüßten Speisen und Getränken, sondern auch in allen Getreiden und Mehlprodukten, in Kartoffeln und Hülsenfrüchten, in Milchprodukten, Früchten, Alkoholika u. v. a. m.

Alle Kohlehydrate, die wir zu uns nehmen, verwandelt unser Körper in Glukose. Diesen Verdauungsprozess, der schon im Mund beginnt, können Sie übrigens schmecken, wenn Sie ein Stück Brot aufmerksam kauen: Nach einer Weile wird es einen süßen Geschmack annehmen.

An der weiteren Spaltung der Kohlehydrate sind Enzyme der Bauchspeicheldrüse beteiligt, bis dann schließlich Glukose entstanden ist, die über den Dünndarm vom Blut aufgenommen (die Menge von Glukose im Blut nennt man den Blutzuckerspiegel) und an die verschiedenen Organe und Zellen verteilt wird. Als erstes werden die Leber und die Muskeln beliefert, die den Zucker in einer noch weiter verwandelten Form (als Glykogen) speichern; diese Energiereserven werden angelegt für die Aufrechterhaltung der Grundversorgung und für alltägliche körperliche Anstrengungen, wie z. B. das Ersteigen einer Treppe. Danach werden alle anderen Organe und Zellen versorgt, die die Glukose sofort in Energie für die immer ablaufenden Stoffwechselprozesse umwandeln. Vor allem das Gehirn sollte hier erwähnt werden, das besonders viel Glukose braucht: Sein Tagesbedarf beträgt ca. 120 Gramm, das sind etwa zwei Drittel des normalerweise im Blutkreislauf zirkulierenden Zuckers.

Ist nach der Auffüllung der Glykogenspeicher und der Deckung des „Sofort-Bedarfs" aller anderen Organe immer noch Zucker im Blut verfügbar, wird es in Fett umgewandelt und in den Fettdepotzellen des Körpers gespeichert – bestens bekannt und besonders ungeliebt sind sie in der Hüft- und Bauchgegend.

Soweit wäre der grobe Zusammenhang des gesunden Kohlehydratstoffwechsels vom Essen über die unmittelbar notwendige Versorgung unseres Körpers bis hin zur Gewichtszunahme beschrieben. Was bisher fehlt, sind die Faktoren, die den Blutzuckerspiegel regeln und die Verwandlungsprozesse der Kohlehydrate zu Glukose, Glykogen und Fett sowie die Rückverwandlung von Glykogen und Fett zum Energielieferanten Glukose steuern. Und dies sind nun vor allem die Hormone Insulin und Glukagon. Beide werden in der Bauchspeicheldrüse produziert.

Während Insulin die Aufnahme von Glukose aus dem Blut in die Zellen sowie die Verwandlung von Glukose in Glykogen und Fett fördert, regt sein Gegenspieler Glukagon die Rückgewinnung von Glukose aus Glykogen sowie die Bildung von körpereigener Glukose in der Leber an. Insulin senkt also den Blutzuckerspiegel, z. B. nach einer kohlehydrathaltigen Mahlzeit, Glukagon gewährleistet die grundlegende Versorgung unserer Organe, z. B. in Hungerzeiten.

Bei einer ständig hohen Zufuhr von Kohlehydraten produziert die Bauchspeicheldrüse also wieder und wieder Insulin, um den erhöhten Blutzuckerspiegel zu senken. Ist aber ständig zuviel Insulin im Blut unterwegs, kann eine Insulinresistenz die Folge sein. D. h. die Rezeptoren (biologische Sensoren) der Zellmembrane reagieren nicht mehr auf das Hormon, das hier normalerweise „andockt“, um die Zelle für die Aufnahme der Glukose zu öffnen. Die Glukose verbleibt im Blut, die Bauchspeicheldrüse gerät ins Trudeln und stellt irgendwann die Produktion des ohnehin nicht mehr wirksamen Hormons ein – so wird aus einem Zuviel schließlich ein Zuwenig, was eine Diabetes vom Typ II kennzeichnet: eine wesentlich durch falsche Ernährung erworbene Resistenz bzw. einen Mangel an Insulin.

Diabetes ist nicht heilbar, die Betroffenen müssen mit ihrer Krankheit leben und ganz besonders darauf achten, wie viele und welche Kohlehydrate sie zu sich nehmen. Lebensmittel mit einem niedrigen glykämischen Index werden ihnen empfohlen, das sind Lebensmittel, die neben Kohlehydraten auch viele Ballaststoffe enthalten, wie z. B. Vollkornprodukte, Hülsenfrüchte oder frisches Gemüse. Ballaststoffe, aber auch Eiweiße oder Fette zusammen in einer Mahlzeit, sorgen dafür, dass der Blutzuckeranstieg langsamer vonstatten geht – eben deshalb können auch ein bis zwei Löffel Leinöl oder etwas geschroteter Leinsamen zum Essen für Diabetiker hilfreich sein.

Das beste Rezept gegen Diabetes ist jedoch die Vorsorge: Stellen Sie Ihre Ernährung um auf eine ausgewogene Mischkost und gesunde Öle. Wer zu lange zu viele Transfette zu sich nimmt, dessen Zellmembrane werden immer undurchlässiger, auch für die Glukose. Und je „verstopfter" die Zellen sind, desto mehr Insulin wird benötigt, um sie zu öffnen. Sie können Ihre Zellen „reinigen", indem Sie auf transfetthaltige Nahrungsmittel verzichten, stattdessen biologisch angebaute und kaltgepresste Öle verwenden und auf das richtige Verhältnis von Omega-3- und Omega-6-Fettsäuren achten. Leinöl kann Ihnen dabei als wertvolle Omega-3-Quelle dienen.

Abnehmen mit Leinöl

Öl zum Abnehmen – das klingt zunächst wie ein Widerspruch. Und doch bestätigen viele Ernährungswissenschafter heute, dass die allgemeine These, zu viel Fett sei ungesund, revidiert werden muss. Zuviel ist natürlich immer ungesund, egal was man isst oder trinkt. Aber Fett brauchen wir, nicht nur als Energiequelle oder für den Aufbau unserer Zellen, sondern auch als Stoff, ohne den viele andere, unbedingt notwendige Nahrungsbestandteile gar nicht verarbeitet, Hormone nicht gebildet werden und viele Stoffwechselprozesse und Körperfunktionen nicht ablaufen können. So sind z. B. für die Verwertung der fettlöslichen Vitamine A, D, E oder K essenzielle Fettsäuren nötig – machen Sie eine Diät, ohne entsprechende Öle zu sich zu nehmen, kann Ihr Körper die Vitamine nicht in den Stoffwechsel einbinden. Wenn solche Vitalstoffe aber fehlen, etwa bei einer fettlosen Hungerkur, oder eben nicht verwertet werden können, bekommen wir früher oder später Heißhunger – ein Signal unseres Körpers, der möchte, dass Sie ihm verschaffen, was er braucht – und aller Verzicht war vergebene Müh.

Und noch ein wichtiges Argument sollte Sie davon abhalten, Ihr Gewicht schnell durch Hungerkuren zu reduzieren: Wenn der Körper die Fettgewebszellen abbaut, um seinen Grundbedarf an Kohlehydraten und Fettsäuren zu decken, werden auch fettlösliche Gift- und Schadstoffe frei, die in ihnen gebunden und eingelagert waren. „Freigelassen“ belasten sie nun den ohnehin gerade etwas geschwächten Körper. Nehmen Sie sich also lieber vor, langsam abzunehmen und dann Ihr gesundes Gewicht zu halten. Sie müssen dafür gar nicht völlig auf das verzichten, was Sie besonders lieben, sondern möglicherweise nur vom einen etwas weniger und vom anderen etwas mehr essen. Auch wenn es vielleicht zunächst etwas Selbstbeherrschung und Überwindung kostet, werden Sie mit einen lang anhaltenden Erfolg belohnt werden.

Unsere schlimmsten Dickmacher sind neben den Kohlehydraten die Transfette und die gesättigten Fette. Wie der Name es nahe legt, sind diese „satt“ und reaktionsträge, unser Körper lagert sie relativ schnell in seinen Fettgewebsdepots ab. Ganz anders dagegen verhalten die mehrfach ungesättigten Omega-6- und Omega-3-Fettsäuren. Ihre freien Doppelbindungen machen sie zu reaktionsfreudigen Substanzen, die nicht einfach als bloßer Baustein- und Energielieferant verwendet oder eingelagert werden, sondern die als Initiatoren oder Helfer bei vielen Abläufen im Körper mitwirken. Sie setzen Stoffwechselprozesse in Gang und damit verbrauchen sie wiederum Energie, teilweise mehr als die Energiemenge, die sie mitbringen.

Das ist der Grund, weshalb Sie theoretisch schon abnehmen könnten, wenn Sie, ohne sonst etwas zu verändern, z. B. statt Oliven- oder Sonnenblumenöl Leinöl zum Anmachen Ihres Salates verwenden würden: Seine Linol-, vor allem aber seine alpha-Linolensäuren kurbeln Ihren Stoffwechsel und damit Ihren Energieverbrauch an. Und mehr noch: Dieses dreifach ungesättigte Fett kann die „trägen“ Fette aus den Depotzellen mobilisieren und der Verbrennung zuführen.

Nun ist Fettverbrennung noch nicht gleich Fettabbau. Die Fettverbrennung ist ein Stoffwechselvorgang, bei dem ganz generell aus Fetten Energie produziert wird, die unser Körper für die Aufrechterhaltung seiner Grundfunktionen ebenso braucht wie für besondere Aufgaben, Situationen und Leistungen. Ob wir also Sport treiben oder nichts tun, gestresst sind oder entspannt, schlafen oder arbeiten – ununterbrochen laufen Prozesse ab, für die wir Energie benötigen: für Herzschlag, Atmung, Verdauung, Blutkreislauf oder Aufrechterhaltung der Körpertemperatur; für die Bildung von Zellen, Hormonen oder Enzymen. Tag und Nacht ist die „Fettverbrennungsanlage“ aktiv.

Zum Fettabbau, der gleichzusetzen ist mit der Gewichtsreduzierung, führt die „Fettverbrennungsmaschine“ aber nur dann, wenn Sie ihr weniger energieliefernde Rohstoffe zuführen als der Körper für all seine Aktivitäten braucht. Erst dann beginnt er die Reserven in den Fettzellen zu verwerten. Das bedeutet nach Adam Riese, der tägliche Energieverbrauch muss höher sein als die Energiezufuhr. Wenn Sie also tagsüber Ihren täglichen Energiebedarf noch nicht gedeckt haben, können Sie am Abend ruhig ganz normal essen.

Nur die negative Energiebilanz also – Sie nehmen weniger Kalorien zu sich als Sie verbrauchen – führt zur Reduktion Ihres Gewichts. Und dazu reicht es vermutlich nicht, nur hin und wieder ein Speiseöl durch ein anderes zu ersetzen. Gleichzeitig sollten Sie auch auf andere Essens- und Lebensgewohnheiten achten.

Bewegen Sie sich viel, tanken Sie viel frische Luft, denn auch Sauerstoff kurbelt den Abbau von Fett an. Essen Sie langsam und nur, wenn Sie hungrig sind. Essen Sie Vollkorn- statt Weißmehlprodukte und frisches Gemüse, sie enthalten neben Vitaminen auch Ballaststoffe, die nicht nur vitalstoffreich sind, sondern auch sättigend und kalorienarm. Reduzieren Sie nach und nach den Zucker, mit dem Sie Tee oder Kaffee süßen – Ihre Geschmackssinne werden sich allmählich anpassen, so dass Sie bald den gleichen Geschmack bei weniger Zuckerverbrauch haben werden. Auch Fleisch dürfen Sie ruhig genießen, mageres ist natürlich zu bevorzugen.

Mit Vorsicht zu genießen sind allerdings Wurstwaren. Meist enthalten sie nicht nur „sattes" Fett, in ihnen sind auch viele Zuckerstoffe versteckt. Drastisch reduzieren oder sogar meiden sollten Sie in jedem Fall industriell gefertigte Back-, Panier- oder Frittierwaren sowie raffinierte oder gehärtete Öle und Fette, sie enthalten Transfette, die nicht nur, ebenso wie die gesättigten Fettsäuren, schnell ins Fettgewebe abgeschoben, sondern auch eingebaut werden in die Zellmembranen – und dort nicht nur reaktionsträge, sondern geradezu jeden Austausch blockierend, alle Bemühungen um einen erhöhten Energieumsatz zum Fettabbau zunichte machen.

Für Gehirn, Nerven und Psyche

Das Gehirn muss unser ganzes Wissen speichern. Und es hat noch viel mehr zu leisten: Ständig verarbeitet es Reize, setzt verschiedenste Informationen immer wieder neu zusammen, um uns die Impulse zu geben, die wir brauchen, um handeln zu können – sei es um nur einen Arm zu heben, zu lesen, uns mitzuteilen oder einen großen Entschluss zu fassen. Das Gehirn ist also unsere wichtigste Schaltzentrale – und nun stellen Sie sich vor:

Das Gehirn besteht zu rund fünfzig Prozent aus Fett! Zwanzig Prozent aller Fette in den Membranen seiner Nervenzellen sind die essenziellen Omega-3- und Omega-6-Fettsäuren. Und nur wenn diese beiden im richtigen Mengenverhältnis zueinander vorhanden sind, funktioniert der Transport von elektrischen Impulsen von Zelle zu Zelle reibungslos.

Sind, wie so oft bei unserer durchschnittlichen Ernährung, zuwenig Omega-3-Fettsäuren vorhanden, stellen sich Störungen ein, die von Konzentrationsschwierigkeiten, Vergesslichkeit und Stimmungsschwankungen über Migräne bis hin zu Depressionen und anderen psychischen Erkrankungen reichen können.

Außerdem spielen Omega-3-Fettsäuren für unser seelisches Gleichgewicht eine wichtige Rolle: Sie regen nämlich die Bildung der „Glückshormone" Serotonin und Dopamin an! Leinöl mit seiner alpha-Linolensäure kann allein vielleicht nicht glücklich machen – aber doch die Stimmung aufhellen und helfen, andauerndes Niedergeschlagensein oder Antriebslosigkeit in den Griff zu bekommen.

Lern- und Konzentrationsstörungen bei Kindern – das „Zappelphilipp"-Syndrom AD(H)S

Funktionieren unsere grauen Zellen wie geschmiert, lebt und lernt es sich besonders leicht. Was oben für die Leistungsfähigkeit des Gehirns gesagt wurde, gilt nicht nur für Erwachsene, sondern erst recht für Kinder. Denn ihnen fehlen ja noch unsere langjährigen Erfahrungen mit der Erarbeitung von Wissen, beim Zurechtfinden im sozialen Umfeld oder beim Umgang mit Stress – d. h. sie sind dem Leistungsdruck ganz besonders ausgeliefert. Und der geht keineswegs nur von

Lehrplänen oder Eltern aus, sondern ganz nebenbei und unvermeidlich auch von den Spiel- oder Schulkollegen mit ihren täglichen „Wer-passt-zu-wem“-Kämpfen.

Wenn Ihr Kind also hyperaktiv ist oder andere Probleme hat, sich zu konzentrieren oder zu lernen, bedenken Sie, dass sein Gehirn, seine Nerven und seine Seele besonders gefordert sind und vielleicht etwas mehr Geduld und gesunde „Omega-3-Schmiere“ brauchen. Greifen Sie nicht gleich zu Medikamenten, die ähnlich wie Drogen oder Opiate das Kind höchstens kurzfristig aktivieren oder ruhig stellen (und Spätfolgen haben können!), sondern lieber zu einem regelmäßigen Tee- oder Esslöffel Leinöl, je nach Alter. Ihren Sprösslingen diesen Löffel schmackhaft zu machen, mag vielleicht viel Überzeugungskraft kosten, aber machen Sie sich die Mühe und Ihren Kindern Lust auf eine vielseitige Ernährung! Die Erfolge werden zuweilen schon nach wenigen Wochen sichtbar.

Vergesslichkeit und Alzheimer

Vom Embryo (s. a.: Für Schwangere, Babys und Kinder) bis ins hohe Alter braucht unser Gehirn Omega-3-Fettsäuren. Auch für die gefürchtete Alzheimer-Krankheit, die mit Vergesslichkeit beginnt, mit Sprachstörungen und Desorientierung einhergeht und schließlich in Demenz endet, scheinen diese essenziellen Fettsäuren eine wichtige Rolle zu spielen: Man hat festgestellt, dass Alzheimer-Patienten häufig einen erheblichen Omega-3-Mangel aufweisen. Und Transfette scheinen die Schädigung der Nervenzellen zu begünstigen.

Nun sind wir alle einmal vergesslich, mal mehr mal weniger, befürchten Sie nicht gleich das Schlimmste. Beobachten Sie sich lieber: Möglicherweise fällt Ihnen auf, dass Sie sich weniger konzentrieren oder etwas merken können, wenn Sie weniger auf Ihre Ernährung achten? Versuchen Sie mit dem täglichen Esslöffel eine Leinöl-Kur über acht bis zwölf Wochen, meiden Sie in der Zeit transfetthaltige Nahrungsmittel – und wenn Sie vom Ergebnis überzeugt sind, bleiben Sie dabei und beugen Sie einer späteren Erkrankung an Alzheimer vor.

Migräne, Angstzustände, Depressionen und Schizophrenie

Manche Wissenschaftler gehen so weit, vor allem Migräne, manisch-depressive (bipolare) Störungen und Schizophrenie auf einen Mangel an Omega-3-Fettsäuren zurückzuführen. Auf jeden Fall aber haben Studien gezeigt, dass die Einnahme von Omega-3-Fettsäuren, auch in Form von Leinöl, die Symptome von Menschen mit Depressionen, bipolaren Störungen, Schizophrenie und Angstzuständen deutlich mindern kann. Die Wirkung der Ernährungsumstellung ist zudem nachhaltiger als die Behandlung mit Medikamenten wie Antidepressiva, die Betroffenen sind stabiler und Rückfälle seltener.

Sollte Ihr Arzt Ihnen entsprechende Medikamente verschrieben haben, setzen Sie diese aber bitte nicht eigenständig ab! Achten Sie trotzdem auf Ihre Ernährung: Wenn Sie über einige Wochen hinweg einen Esslöffel Leinöl pro Tag zu sich genommen und Transfette weitgehend gemieden haben, werden sich erste Erfolge einstellen. Vielleicht können Sie dann Ihren Arzt davon überzeugen, die Medikamente niedriger zu dosieren oder auf sie zu verzichten.

Die besondere Situation für Migräne und Depressionen in der Schwangerschaft wird beschrieben unter „Für Schwangere, Babys und Kinder“.

Bei Migräne-Attacken haben manche Betroffene übrigens auch mit Ölspülungen Erfolg (s. a.: S. 22: Mundspülungen zum Entgiften). Versuchen Sie es! Anders als die Einnahme von Schmerzmitteln hat diese Methode keine Nebenwirkungen.

Für die Gelenke

Wenn Gelenke häufig schmerzen, heiß und geschwollen sind, kann dies auf unterschiedliche rheumatische Erkrankungen hinweisen: Die durch Autoimmunreaktionen (s. a.: Für das Immunsystem) hervorgerufene entzündliche Polyarthritis zählt dazu, und auch die Gicht, Folge einer verbreiteten Stoffwechselstörung. Bei beiden Erkrankungen kann Leinöl hilfreich sein, weil seine Omega-3-Fettsäuren sich entzündungshemmend auswirken.

Besonders für die Gicht – die ihrerseits zu Arthritis führen kann – gilt: Mit Ihrer Ernährung können Sie ihr vorbeugen sowie Schübe verringern und lindern. Gicht wird hervorgerufen durch zuviel Harnsäure, die nur bis zu einem gewissen Maß über die Niere als Urin ausgeschieden werden kann. Ist der Harnsäurespiegel im Blut zu hoch, bildet unser Körper Harnsäurekristalle, die zu Nierensteinen führen können oder in Sehnenscheiden und Gelenken abgelagert werden. Unser Immunsystem springt an und reagiert mit Entzündungen, es kommt zu Schmerzen und Schwellungen der Gelenke.

Viele tierische Lebensmittel wie Fleisch oder Geflügel wirken gleich doppelt gichtfördernd: Zum einen enthalten sie Purin, eine Verbindung, die unser Körper zu Harnsäure abbaut. Zum anderen enthalten sie Arachidonsäure, eine Fettsäure, die in entzündungsfördernde Prostaglandine verwandelt wird (s. a.: Für das Immunsystem). Auch Diätmargarinen sollten Sie meiden, weil für dieses Produkt ein Anteil von fünfzig Prozent an Omega-6-Fettsäuren gesetzlich vorgeschrieben ist, die wiederum zu entzündungsfördernden Prostaglandinen umgebaut werden.

Stellen Sie Ihre Ernährung auf mehr pflanzliche Lebensmittel um, stärken Sie Ihre Nierenfunktion (s. a.: Für Leber und Nieren), gleichen Sie Ihren Säure-Basen-Haushalt aus (s. a.: Für das Säure-Basen-Gleichgewicht) und erhöhen Sie den Omega-3-Fettsäuren-Anteil in Ihrem Körper durch den täglichen Löffel Leinöl. Bei akuten Schüben können Sie auch bis zu drei Esslöffel einnehmen.

Für Haut, Haare und Nägel

Die Haut ist das größte Organ des Menschen, das vielfältige Aufgaben zu erfüllen hat: Sie ist unsere wichtigste Verbindung zur Umwelt, die uns äußere Einflüsse wie Temperatur oder Druck fühlen lässt und diese Wahrnehmungen an das Gehirn weiterleitet. Als Hülle und Teil des Immunsystems schützt sie uns vor schädlichen Erregern, UV-Strahlungen oder Verletzungen; sie reguliert unseren Wärme- und Elektrolythaushalt und nicht zuletzt macht sie uns mit ihren kleinen Besonderheiten zu einem unverwechselbaren Menschen.

Wie wichtig eine gesunde Haut für unser Wohlbefinden ist, merken wir schon, wenn sie trocken oder schuppig ist; und wer häufig unter trockener Haut leidet, weiß, dass das Cremen von außen höchstens kurzfristig Linderung verschafft.

Weil unsere drei Hautschichten – Oberhaut, Lederhaut und Unterhaut – von innen her immer wieder neu aufgebaut werden, ist es letztlich viel wichtiger, welche Nährstoffe wir ihr mit unserer Ernährung zur Verfügung stellen. Essenzielle Fettsäuren wie Omega-6 und Omega-3 spielen für die gesunde Haut eine zentrale Rolle: Eingelagert zwischen den einzelnen Zellen halten sie die Feuchtigkeit zurück und verhindern so, dass die Haut austrocknet, schuppig oder rissig wird.

Regelmäßig eingenommenes Leinöl kann also trockene Haut und sogar spröde Nägel wieder geschmeidig machen. Und weil auch unsere Haarwurzeln Omega-3-Fettsäuren brauchen, hilft Leinöl zudem gegen Haarausfall und Schuppen.

Ebenso ist frisch gepresstes Leinöl zur Massage sehr zu empfehlen. Es wirkt fördernd auf die Durchblutung der Haut, macht sie wieder elastisch und gleicht Gesichtsfalten aus.

Bei Akne, Lippenbläschen oder Ekzemen kann man zusätzlich ein paar Tropfen Leinöl als Tinktur auf die entsprechende Stelle auftragen und ca. zwanzig Minuten einwirken lassen. Auch bei Verbrennungen oder Strahlungsschäden, wie einem Sonnenbrand, kann das Einreiben mit Leinöl Linderung verschaffen.

Neurodermitis und Schuppenflechte (Psoriasis)

Bei Patienten mit einer akuten Neurodermitis wurde festgestellt, dass sie eine, im Vergleich zum gesunden Zustand, stark erhöhte Menge von Arachidonsäure aufwiesen, die aus Omega-6-Fettsäure gebildet und zu entzündungsfördernden Stoffen weiterverarbeitet wird (s. a.: Für das Immunsystem). Omega-3-Fettsäure als entzündungshemmender Gegenspieler kann das Missverhältnis der Fettsäuren wieder normalisieren und die Neurodermitis dauerhaft zum Abklingen bringen.

Ähnliches gilt für Menschen mit Schuppenflechte (Psoriasis), auch bei ihnen ist zuviel Arachidon- und zuwenig Omega-3-Fettsäure in der Haut eingelagert. Vermutlich hat die Krankheit ihre Ursache in einem überaktiven Immunsystem, was bedeutet: Der Körper wehrt sich nicht nur gegen schädliche Eindringliche, sondern auch gegen körpereigenes Gewebe. Solche Abwehrreaktionen machen sich durch Entzündungen bemerkbar, im Fall der Psoriasis in Form von Entzündungen der Haut. Die Einnahme von Leinöl kann deshalb auch hier ausgleichend wirken.

Herpes

Schmerzhafte Lippenbläschen kennt fast jeder: Herpes heißt diese von Viren hervorgerufene Erkrankung, die nur dann in Erscheinung tritt, wenn unser Immunsystem ohnehin geschwächt ist. Sie macht sich meist dort bemerkbar, wo unsere Haut besonders „dünn" ist, wie an den Lippen (Herpes labialis) oder den Genitalien (Herpes genitalis). Grundsätzlich aber kann Herpes alle Stellen der Haut befallen. Wenn Sie also oft unter Herpes-Bläschen zu leiden haben, ist dies ein Hinweis darauf, dass Ihre Abwehrkräfte geschwächt sind. Inwiefern auch hier Leinöl hilfreich ist, lesen Sie unter „Für das Immunsystem".

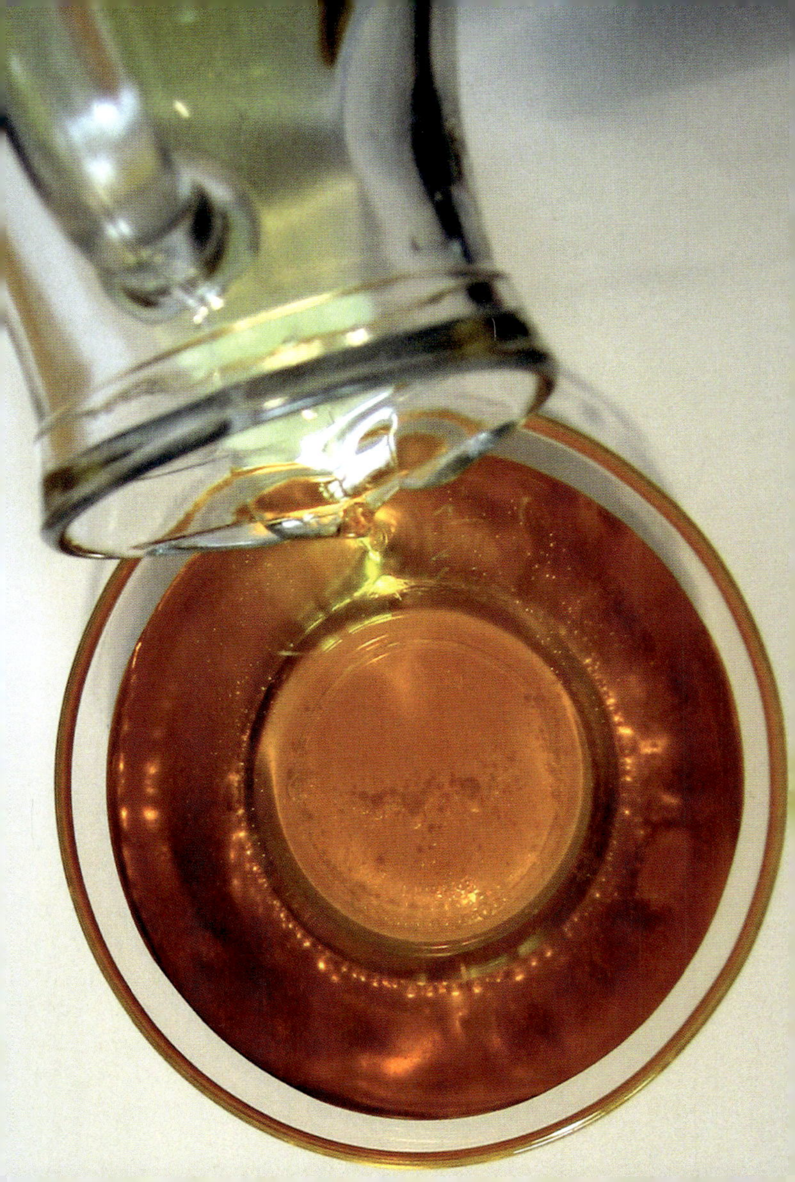

Für Herz und Kreislauf

Man geht heute davon aus, dass Herz-Kreislauf-Erkrankungen wie Bluthochdruck, Arterienverkalkung (Arteriosklerose), Thrombosen, Herzrhythmusstörungen, Herzinfarkte oder Schlaganfälle auf eine ungesunde und üppige Ernährung zurückzuführen sind, insbesondere auf den Genuss von zu vielen gesättigten und Transfetten sowie auf ein Übergewicht von Omega-6- im Vergleich zu Omega-3-Fettsäuren. Wenn nämlich zuviel der erstgenannten nicht essenziellen Fettsäuren in die Zellen unseres Körpers eingebaut werden, „verstopfen" die entweder von Natur aus oder aufgrund der chemischen Veränderung „hart" gewordenen Fettsäuren die Zellmembranen. Natürliche Omega-6- und -3-Fettsäuren dagegen erhöhen ihre Durchlässigkeit, so dass die Zellen besser mit Nähr- und vor allem mit Sauerstoff versorgt werden können. Nur sollten auch sie eben im richtigen Verhältnis zueinander vorkommen (s. a.: Wissenswertes rund ums Öl) – also in der Regel die Menge an Omega-3 erhöht werden.

Leinöl hat deshalb auf alle Herz-Kreislauf-Erkrankungen einen positiven Einfluss: Als Bestandteil der roten Blutkörperchen hält seine alpha-Linolensäure das Blut flüssig und als Bestandteil der Blutgefäßzellen bleiben diese elastisch. Leinöl senkt damit den Blutdruck und verringert die Gefahr von Arterienverkalkungen und Thrombosen.

Herz-Kreislauf-Erkrankungen müssen grundsätzlich ärztlich betreut werden. Oft ist leider auch die Einnahme schnell wirkender Medikamente notwendig, obwohl diese meistens nur die Symptome bekämpfen, nicht aber die Ursachen der Erkrankung beseitigen.

Wenn Sie aber Ihren Bluthochdruck oder Ihr Risiko, eine Thrombose, einen Herzinfarkt oder andere Herz-Kreislauf-Erkrankungen zu erleiden, langfristig und nachhaltig senken möchten, oder zum Ziel haben, eines Tages ohne Ihre blutdrucksenkenden oder blutverdünnenden Medikamente auszukommen, dann können Sie einiges für sich tun. Mit nur einem Esslöffel Leinöl täglich als Präventivmaßnahme und dem völligen Verzicht auf Öle und Fette mit Transfettsäuren sollten Sie nach etwa einem halben bis einem Jahr eine deutliche Verbesserung Ihrer Durchblutung und auch der Versorgung der Herzkranzgefäße erzielen. Gleichzeitig dürfen Sie auch eine Senkung des Blutdrucks und der Blutfettwerte erwarten. So mancher Bypassoperation könnte mit solch einer gesunden Ernährung vorgebeugt werden!

Stellen Sie zusätzlich ihre Ernährung auf biologische Kost um und verzichten Sie bei schweren koronaren Erkrankungen auf Fleisch und Wurst. Essen Sie mehr vegetarische Produkte, viel Salate und Gemüse, als Rohkost oder in gedünsteter Form. Lassen Sie sich von den Leinöl-Topfen-Rezepten im Kapitel „Leinöl in der Küche“ anregen, trinken Sie frisch gepresste Obstsäfte, Kräutertee und Quellwasser, auch ein gelegentliches Glas Wein oder Sekt schadet nicht. Unternehmen Sie Spaziergänge in frischer Luft und tanken Sie Sonne – und bald werden Sie Herz-Kreislauf-Erkrankungen nur vom Hörensagen kennen.

Für das Hormonsystem

Wie das Nervensystem dient auch das Hormonsystem zur Übertragung von Informationen innerhalb unseres Körpers. Die Übermittlung dieser Informationen übernehmen die Hormone, biochemische Botenstoffe, die in Drüsen gebildet werden und über den Blutkreislauf zu ihren Zielorganen oder -geweben gelangen. Unsere wichtigsten Hormondrüsen sind die Hypophyse, die Schild-, Nebenschild- und Bauchspeicheldrüse, die Leber und die Niere, die Verdauungs- und die Geschlechtsorgane der Eierstöcke und Hoden.

Gesteuert wird das Hormonsystem durch den Hypothalamus im Gehirn, der als Bindeglied zwischen Nerven- und Hormonsystem fungiert und alle „automatisch" ablaufenden Vorgänge des menschlichen Körpers regelt, so etwa Atmung, Herzschlag, Schlafen, Hunger, Durst oder Harndrang, Wärme- und Wasserhaushalt, Geschlechtstrieb etc. Dazu empfängt der Hypothalamus Signale vom Gehirn und schüttet Steuerhormone für die Hypophyse (Hirnanhangdrüse) aus. Diese verarbeitet wiederum die empfangenen Signale und schüttet je nach „Botschaft" mehr oder weniger viel von ihren eigenen Hormonen aus, gibt sie entweder ins Blut ab oder leitet sie direkt an die entsprechenden Drüsen weiter – die nun ihrerseits Hormone im notwendigen Umfang produzieren und weitergeben.

Vereinfachend kann man diesen rückkoppelnden Regelkreis mit dem eines Raumtemperaturreglers vergleichen, der mit Hilfe eines Thermometers den Istwert der Raumtemperatur mit dem Sollwert vergleicht und dann dem Ofen signalisiert, ob dieser sich zu- oder abschalten soll: Ist die Raumtemperatur gegenüber der am Regler eingestellten Temperatur zu niedrig, dann schaltet sich der Ofen zu, ist sie zu hoch, schaltet er ab. Nur hat unser Hormonsystem eben mehr als nur den Wärmehaushalt und das Zusammenspiel zweier Werte zu regeln – entsprechend anfällig ist es für Störungen.

Hormone oder Substanzen, die ähnlich wie Hormone wirken, nehmen wir, meist unfreiwillig, auch mit unserer Nahrung auf. Denn Hormone, die etwa in der Tierzucht eingesetzt werden oder die durch die Einnahme der Anti-Baby-Pille in die Abwässer gelangen, werden von den Kläranlagen nicht herausgefiltert und finden so Eingang in die Nahrungskette. Z. B. sind in Milch von Kühen, die aus Ertragsgründen fast ständig trächtig gehalten werden, häufig schädlich hohe Mengen der Schwangerschaftshormone Östrogen und Progesteron enthalten, ebenso Wachstumshormone. Herbizide und Pestizide, die in der konventionellen Landwirtschaft eingesetzt werden, sind ähnlich wie Östrogene aufgebaut. Essen wir Produkte, die Rückstände dieser Substanzen enthalten, wir-

Wichtige Hormone rund ums Leinöl

- Insulin und Glukagon (s. a.: Gegen Diabetes).
- Serotonin und Dopamin, die nicht nur „Glückshormone" sind (s. a.: Für Gehirn, Nerven und Psyche). Serotonin z. B. ist auch an der Regelung unseres Appetits und Schlafrhythmus beteiligt.
- Die Sexualhormone Testosteron und Östrogen, die bei Männern und Frauen und während verschiedener Lebensphasen in unterschiedlichen Mengenverhältnissen vorhanden sind. Sie spielen nicht nur für unsere Fortpflanzung eine Rolle, Östrogen z. B. sorgt für viele Aufbauprozesse, u. a. den Knochenaufbau.

ken sie wie Östrogen auf unsere Organe ein und stören unser Hormonsystem. Tun Sie also Ihrem sensiblen Hormonhaushalt etwas Gutes und achten Sie auf eine Ernährung mit Bio-Produkten!

Wie kann nun Leinöl positiv auf unser Hormonsystem einwirken? Zum einen spielt die Omega-3-Fettsäure wieder eine wichtige Rolle, weil sie die Bildung von Serotonin und Dopamin anregt und Grundstoff für die Bildung von entzündungshemmenden Gewebshormonen ist (s. a.: Für das Immunsystem). Zum anderen kommen hier die Phytoöstrogene des Leins besonders zum Tragen, das sind sekundäre Pflanzenstoffe, die ganz ähnlich wie unsere Östrogene aufgebaut sind.

Beschwerden und Folgen der Wechseljahre

Wenn Frauen in die Wechseljahre kommen, produzieren ihre Eierstöcke nicht mehr wie bisher im regelmäßigen Zyklus Östrogen, sondern nur noch unregelmäßig und unterschiedlich viel. Der Hormonhaushalt gerät durcheinander, es kommt es zu Beschwerden wie Stimmungsschwankungen, Hitzewallungen oder Schlafstörungen. Nach und nach wird die Östrogenproduktion ganz eingestellt, während der Anteil der männlichen Hormone fast gleich bleibt. Deshalb stehen Frauen auch nach der Menopause, also wenn ihr Körper sich auf die neue Hormonsituation eingestellt hat, vor einer neuen Situation: Weil kein Östrogen mehr vorhanden ist, wird z. B. ihr Knochenaufbau nicht mehr angeregt, Osteoporose kann die Folge sein. Manchmal machen sich auch die nun „übergewichtigen" männlichen Hormone bemerkbar, werden Kopfhaare vielleicht dünner oder fallen vermehrt aus, während die Körperbehaarung zunehmen kann. Viele Frauen greifen deshalb zur Linderung von Beschwerden oder auch zur Minderung des Risikos, an Osteoporose zu erkranken, zu künstlichen Östrogenen – diese Hormonersatzstoffe aber erhöhen nachweislich das Risiko, an Krebs zu erkranken!

Anders verhält es sich mit sogenannten Phytoöstrogenen, zu denen auch die Lignane des Leins gehören: Sie wirken ganz ähnlich wie das menschliche Hormon, nur sehr viel schwächer. Trotzdem können sie den Hormonhaushalt ausgleichen und helfen, den Östrogenmangel zu kompensieren. Versuchen Sie also lieber mit ein bis zwei regelmäßigen Esslöffeln Leinöl vorzubeugen oder Ihre Beschwerden zu lindern, bevor Sie gesundheitsgefährdende künstliche Hormonen einnehmen! Integrieren Sie auch Leinsamen in Ihren Speiseplan – hier sind noch weit mehr Lignane enthalten als im Öl. Etwa ein Teelöffel geschrotete oder gemahlene Samen enthalten die empfohlene Tagesmenge von ca. 50 mg Lignanen.

Auch wer zu viele Östrogene hat, kann übrigens von den Lignanen profitieren, weil sie die Fähigkeit haben, die stark wirkenden körpereigenen Hormone zu verdrängen und statt dessen die sanfteren pflanzlichen in den Haushalt einzubauen. Schwangere sollten allerdings Ihren Arzt befragen, zumindest dann, wenn sie statt zu Leinöl oder Leinsaat zu einem Nahrungsergänzungsmittel greifen wollen, in dem gewöhnlich höhere Konzentrationen des Wirkstoffs enthalten sind.

Blasen- und Prostataleiden

Lignane wirken auch Blasenschwächen entgegen, vor allem aber helfen sie Männern, die wegen einer zu großen Prostata unter Blasenentleerungsstörungen leiden oder ein erhöhtes Risiko haben, an Prostatakrebs zu erkranken. Die pflanzlichen „Hormone“ beeinflussen nämlich auch den Stoffwechsel des

Testosterons, das eine wichtige Rolle beim Wachstum der Prostata sowie bei der Entstehung von Prostatakrebs spielt.

Auch Männern sei deshalb empfohlen, zur Vorbeugung von gut- oder bösartigen Prostataveränderungen regelmäßig Leinöl oder frisch geschrotete oder gemahlene Leinsamen zu sich zu nehmen. Sollten Sie nicht nur akute Beschwerden, sondern gar Blut im Urin haben, scheuen Sie das Tabuthema nicht und suchen Sie unbedingt einen Arzt auf!

Für das Immunsystem

Unser Immunsystem ist ein komplizierter Mechanismus, an dem verschiedene Organe und spezialisierte Zellen beteiligt sind und deren Zusammenspiel nur Eines zur Aufgabe hat: unseren Körper vor Schäden durch Krankheitserreger zu bewahren und körperfremde Substanzen oder schon geschädigte körpereigene Zellen zu beseitigen. Meist macht sich die Arbeit unserer Abwehrkräfte zunächst unangenehm bemerkbar: So sind Entzündungen gesunde Abwehrreaktionen, bei denen u. a. die weißen Blutkörperchen schädliche Zellen unschädlich machen. Und Fieber beschleunigt durch die kurzfristige Erhöhung der Körpertemperatur die Beseitigung der „Schädlinge“. Hält das Fieber hingegen zu lange an oder kehrt immer wieder, kann dies ein Zeichen für geschwächte Abwehrkräfte sein.

Während uns ein geschwächtes Immunsystem anfällig macht für Infektionen oder für die Vermehrung geschädigter Zellen (s. a.: Gegen Krebs), kann ein zu aktives Immunsystem allergische Reaktionen (dann werden nicht nur schädliche, sondern unnötigerweise auch harmlose fremde Substanzen bekämpft) oder sogenannten Autoimmunerkrankungen fördern (dabei werden auch gesunde körpereigene Zellen für schädlich oder geschädigt gehalten und angegriffen, was zu chronischen Entzündungen führt).

Die Voraussetzung für gesunde Abwehrkräfte ist also eine Balance von fieber- und entzündungsfördernden sowie entzündungshemmenden Faktoren. Und hier spielen nun die Bestandteile des Leinöls eine wichtige Rolle.

Aus Omega-3- und Omega-6-Fettsäuren bildet unser Körper Gewebshormone, sogenannte Eicosanoide und Prostaglandine, die u. a. für die Regulierung von Entzündungen oder Fieber verantwortlich sind.

Vereinfacht dargestellt, werden Omega-6-Fettsäuren in entzündungsfördernde Botenstoffe verwandelt, Omega-3-Fettsäuren dagegen in entzündungshemmende. Da für beide Umwandlungsprozesse die gleichen Enzyme verwendet werden, geraten beide in ein Konkurrenzverhältnis, wenn über einen längeren Zeitraum hinweg eine Fettsäure in unserer Nahrung die andere dominiert. In der Praxis heißt dies meist: Die entzündungsfördernden Prostaglandine gewinnen viel zu oft die Oberhand, vor allem dann, wenn wir viel Fleisch und Wurstwaren, Eigelb oder Thunfisch zu uns nehmen. Denn diese enthalten viel Arachidonsäure, eine vierfach ungesättigte Fettsäure, die auch unser Körper als Zwischenprodukt des Stoffwechsels von Omega-6-Fettsäuren zu Prostaglandinen produziert.

Leinöl mit seinem Übergewicht an Omega-3-Fettsäuren ist deshalb geeignet, die Balance im Immunsystem immer wieder herzustellen. Besonders zu empfehlen sind Kuren, bei denen Sie über zwei bis vier Wochen hinweg täglich zwei bis drei Esslöffel zu sich nehmen.

Versuchen Sie nicht, Leinöl zum Senken von Fieber zu benutzen – wie gesagt: Fieber ist grundsätzlich eine gesunde Reaktion, deshalb dürfen Omega-6-Fettsäuren auch nicht dauerhaft benachteiligt werden! Aber nach dem Abklingen von Infekten, zur Regeneration nach Operationen, aber auch für Allergiker oder Menschen mit chronischen Entzündungen ist das Leinöl sehr anzuraten. Ein altes Hausmittel bei Erkältungskrankheiten wie Halsschmerzen oder Husten ist auch der äußerlich angewandte Leinwickel, der hilft, die Entzündungen schneller abklingen zu lassen.

Leinwickel bei Husten oder Halsschmerzen

Ein Baumwolltuch in warmem Leinöl tränken und auf die entzündete oder schmerzende Stelle legen. Oder 50-100 Gramm Leinsamen schroten, in ein Baumwollsäckchen geben, ca. 10 Min. in Wasser oder Milch erhitzen und so warm wie möglich auflegen. Man kann auch Leinsamen aufkochen, den Brei auf die schmerzenden Stellen aufbringen und mit einer Kompresse bedecken.

Bei wiederholter Anwendung verbessern Wickel oder Kompresse die Durchblutung der Haut. So können die im Leinsamen enthaltenen Nährstoffe leichter in die betroffenen Zellen gelangen. Besonders die Omega-3-Fettsäuren regen den Stoffwechsel an und treiben die Heilung voran.

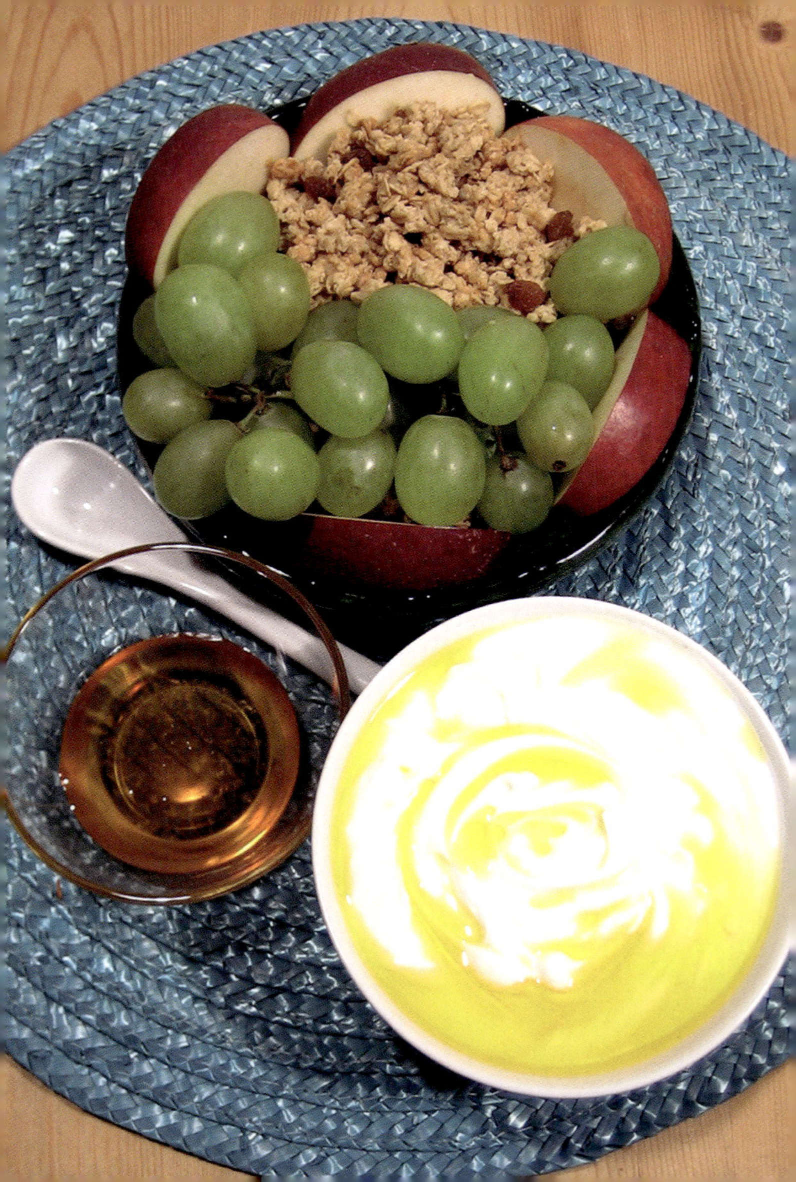

Gegen Krebs

Verschiedene Studien der letzten Jahre zeigen, was manche Betroffene schon lange berichten: dass der Verzehr von Leinöl und Leinsamen Krebs vorbeugen und sogar das Wachstum von Tumoren und die Bildung von Metastasen hemmen kann. Das gilt besonders für hormonabhängige Krebserkrankungen wie Prostata-, Brust- oder Gebärmutterhalskrebs, doch auch für Dickdarmkrebs gibt es vergleichbare Ergebnisse. Den Grund dafür sehen die Forscher meist in den Eigenschaften der Omega-3-Fettsäuren oder der Lignane (s. a.: Für den Hormonhaushalt – Wechseljahre), oder auch in einer Kombination beider Stoffe: Ihre Einflüsse auf die Bildung von Hormonen und Enzymen sowie ihre Fähigkeit, sogenannte freie Radikale zu binden, werden als Erklärung für die Wirkungen der Leinbestandteile herangezogen.

Mit diesen neueren Studien erhält nun auch eine in den letzten Jahrzehnten wenig geachtete Forscherin wieder Aufmerksamkeit, die in der Erklärung des Zusammenhangs von Krebs und Ernährung allerdings noch sehr viel weiter ging. Dr. Johanna Budwig (1908–2003) hatte sich als Chemikerin, Physikerin und Pharmakologin zunächst um die Erforschung von Fettsäuren verdient gemacht. In den 1950-er Jahren beschäftigte sie sich mit Krebs und entwickelte eine Behandlungsmethode, in der die Ernährung mit Leinöl und Leinsamen eine ganz entscheidende Rolle spielt. Bekannt geworden ist diese Methode als die Öl-Eiweiß-Kost.

Nach Dr. Budwigs Auffassung, die auf Studien des Mediziners und Nobelpreisträgers Otto Heinrich Warburg aufbaute, entsteht Krebs, wenn die Zellen eines Organs oder Gewebes nicht mehr ausreichend „atmen“ können. Sehr vereinfacht dargestellt, lässt sich diese Auffassung folgendermaßen beschreiben: Bekommt eine Zelle zu wenig Sauerstoff, droht sie zu „ersticken“, denn ohne Sauerstoff kann sie ihren Energiebedarf nicht mehr decken.

Um nun ihren eigenen Tod bzw. das Sterben ihrer spezialisierten „Art“ zu vermeiden, stellt die Zelle ihren Stoffwechsel um und versucht ihren Energiebedarf anstatt über die Zellatmung (Abbau von Glukose unter Verbrauch von Sauerstoff) über Gärung zu decken (Abbau von Glukose ohne Sauerstoff). Da die Vergärung aber deutlich weniger Energie liefert als die Veratmung von Glukose, hat die Zelle trotz dieser Überlebenstaktik zuwenig Energie zur Verfügung, um ihre Aufgaben voll zu erfüllen. So kann sie etwa Zellteilungen nicht richtig zuende führen, halbgeteilte Zellen mit mehreren halbgeteilten Zellkernen entstehen. Ihre DNA (Desoxyribonukleinsäure, die Trägerin unserer Erbinformation) ist demzufolge verändert und bei weiteren Teilungen wird dieses geschädigte Erbgut nun weitergegeben. Es beginnt ein unkoordiniertes Wachstum nicht mehr funktionstüchtiger Zellen, ein Tumor entsteht.

Was heute für Omega-3-Fettsäuren bestätigt ist – sie verbessern die Durchlässigkeit der Zellmembranen sowie die Fließfähigkeit des Blutes und erhöhen damit auch die Sauerstoffzufuhr der Zellen – nahm Dr. Budwig noch für alle mehrfach ungesättigten Fettsäuren an. Zumal in den Zellen von Krebspatienten vermehrt Transfette nachgewiesen wurden, während essenzielle Omega-6- oder Omega-3-Fettsäuren oft fast völlig fehlten, schloss sie, dass es vor allem die Transfettsäuren sind, die die Membranen der Zellen verkleben und so für deren Sauerstoffmangel und schließlich für die Entstehung von Krebs mit verantwortlich sind. Die Forscherin unterschied deshalb zwischen „schlechten" und „guten" Fettsäuren. Die Rolle, die die mehrfach ungesättigten, wie z. B. Linol- und Linolensäure, für die gesunde Zellatmung spielen, beschrieb sie als unbedingt notwendig, denn ohne sie könne ein bestimmtes Enzym, ohne das keine Zellatmung stattfindet – sie nannte es nach Prof. Warburg „das Atmungsferment" – nicht funktionieren. Deshalb würde der Mensch ohne essenzielle Fettsäuren ersticken, selbst dann, wenn man ihn in sauerstoffreiche Luft schickt.

Wenn Krebs und andere Krankheiten aber durch Sauerstoffmangel der Zellen entstehen und wenn essenzielle Fettsäuren die Zellatmung aufrecht erhalten, schlussfolgerte Dr. Budwig, müsste man mit einer entsprechenden Ernährung vorbeugen oder heilen können. So begann sie mit pflanzlichen Ölen zu experimentieren und kam zu der Überzeugung, dass Leinöl mit seiner hohen Konzentration von Linolen- und Linolsäure die gesündeste Fettsäurenzusammensetzung aller Öle habe. Sie entdeckte außerdem, dass die Moleküle dieser Fettsäuren, dank ihrer zwei Elektronenpaare (s. a.: Für das Säure-Basen-Gleichgewicht), elektrisch negativ geladen sind, und deshalb positiv geladene schwefelhaltige Eiweißmoleküle anziehen, wie sie vor allem im Topfen (Quark) vorkommen. Wenn diese Fett- und Eiweißmoleküle sich verbinden, entstehen wasserlösliche Lipoproteine, die bis in kleinste Blutgefäße transportiert werden und damit auch entfernteste Zellen versorgen können. Dies ist der Grund, weshalb Dr. Budwig ihre Anti-Krebs-Diät der Öl-Eiweiß-Kost wesentlich aus Leinöl und Topfen aufbaute. Im letzten Teil dieses Buches finden Sie entsprechende Rezepte.

Obwohl Dr. Budwig tatsächlich viele Krebspatienten geheilt hat, sollten Sie sich als Betroffener nicht selbst allein mit

Leinöl und Topfen behandeln, ziehen Sie unbedingt einen kompetenten Arzt zurate! Auch Frau Budwig sah die Ernährung nicht als die alleinige Ursache für Erkrankung oder Heilung an. Viele äußere und innere Faktoren können die Veränderung einer gesunden Zelle zur Krebszelle beeinflussen. Die oben beschriebene Schädigung der DNA kann z. B. durch Umwelteinflüsse wie Rückstände von Herbiziden und Pestiziden in Nahrungsmitteln, durch künstliche Hormone oder radioaktive Strahlungen hervorgerufen und über die Zellteilung zum Tumor werden.

Dr. Budwig war allerdings der Meinung, dass mit Chemotherapien zur Behandlung von Krebs der falsche Weg eingeschlagen wurde. Denn diese Medikamente (Zytostatika) greifen nicht nur Krebszellen, sondern auch gesunde Zellen an. Sie schwächen das Immunsystem so stark, dass auch gesunde Stoffwechselprozesse stark eingeschränkt werden. Deshalb sollten Chemotherapiepatienten besondere Sorge tragen, ihr Immunsystem zu stärken.

Dr. Budwig setzte mit ihrer Methode vielmehr darauf, die noch halbwegs gesunden Zellen zu behandeln, ihre Zellatmung zu aktivieren und das Vergären von Glukose zu unterbinden, um so einerseits das Tumorwachstum zu stoppen und andererseits die noch nicht „verlorenen" Zellen wieder zur Übernahme ihrer eigentlichen Aufgaben zu befähigen.

Die Öl-Eiweiß-Diät – die die zur Heilpraktikerin gewordene Forscherin auf jeden einzelnen Patienten persönlich zuschnitt und die viele Lebensmittel, wie z. B. Fisch, Fleisch, Butter, Margarine, Nudeln, Zucker, Tiefkühlkost oder konservierte Nahrungsmittel, strikt verbot – war dabei aber nur ein Behandlungselement. Auch das Licht der Sonne z. B. spielte für sie zur Vorbeugung und Heilung eine wichtige Rolle. Und tatsächlich gibt es heute die These, Vitamin D – das unsere Haut nur mit Hilfe der UV-B-Strahlung des Sonnenlichts bilden kann – könnte Anteil an der Entstehung bzw. Vermeidung von Krebs haben.

In ihrem Buch „Krebs, das Problem und die Lösung" legte Dr. Budwig dar, dass Krebs vorgebeugt und sogar geheilt werden kann, wenn wir uns einerseits richtig ernähren und andererseits Ängste und Sorgen ablegen und mit Kraft und Energie, guten Mutes und voll Hoffnung in eine völlig gesunde Zukunft blicken.

In diesem Sinn empfehle ich: Nehmen Sie täglich Mahlzeiten mit Leinöl und Topfen zu sich, besonders während und nach einer Chemotherapie. Bevorzugen Sie auch andere Bio-Produkte, um Belastungen durch Gifte oder Risiken durch gentechnisch veränderte Bestandteile auszuschließen. Greifen Sie zu Vollkornprodukten, um nicht durch zu viele Kohlehydrate unnötige Glukoseüberschüsse zu erzeugen. Essen Sie in dieser Zeit keine Fleischprodukte, dagegen viel frisches Gemüse und Obst. Trinken Sie dazu Kräutertee oder auch mal ein Glas Wein. Zur Stärkung können Sie auch morgens, mittags und abends vor dem Schlafengehen ein bis zwei Esslöffel Leinöl zu sich nehmen. Und selbstverständlich sollten transfetthaltige Nahrungsmittel ein Tabu für Sie sein.

Für Leber und Nieren

Die Leber ist das Zentralorgan unseres Eiweiß-, Fett- und Kohlehydratstoffwechsels. Sie produziert z. B. Cholesterin (s. a.: Für gesunde Blutfettwerte), Bluteiweiße, die u. a. für die Blutgerinnung sorgen, und die zur Verdauung wichtige Galle. Sie speichert Blut, umgewandelte Kohlehydrate (Glykogen),

Fett, Mineralstoffe sowie einige Vitamine und sorgt vor allem für die Entgiftung unseres Körpers.

Erhöhte Leberwerte können ein Hinweis auf Stoffwechselstörungen oder auf eine Erkrankung der Leber sein, deren Ursache der Arzt im Einzelfall abklären muss. Wenn Sie aber Ihre Leber pflegen möchten, vorsorglich oder auch bei erhöhten Werten, meiden Sie Lebensmittel, die Transfette enthalten, und verwenden Sie stattdessen kaltgepresste Öle mit mehrfach ungesättigten Fettsäuren wie das Leinöl. Denn nicht nur Alkoholexzesse, sondern auch eine kohlehydrat- und (trans-)fettreiche Ernährung können zu erhöhten Leberwerten führen.

Auch zur Vorbeugung von Gallensteinen – genauer: von jenen Gallensteinen, die zu einem großen Teil aus Cholesterin bestehen – kann Leinöl empfohlen werden, weil sich Omega-3-Fettsäuren günstig auf die Abgabe von Cholesterin in die Galle auswirken.

Auch die Niere zählt zu den wichtigsten Organen unseres Körpers. Ihre zentrale Aufgabe ist es, Harn zu bilden, um über den Urin die Abbauprodukte des Stoffwechsels auszuscheiden, die der Körper nicht mehr braucht und die ihn vergiften würden. Darüber hinaus reguliert sie unseren Wasser- und Mineralhaushalt, das Säure-Basen-Gleichgewicht und die Blutbildung.

Die Bestandteile von kaltgepresstem Leinöl und Leinsamen haben nachweislich einen positiven Einfluss auf die Funktion der Nieren. Sie erhöhen die Ausscheidung von Kreatinin und Eiweiß und können Entzündungen abklingen lassen. Wenn Sie unter akuten Nierenbeschwerden leiden, können Sie über mehrere Wochen hinweg die Dosis von einem auf drei Esslöffel Leinöl täglich erhöhen – aber bitte suchen Sie trotzdem einen Arzt auf!

Für Magen und Darm

Bei Magen- und Darmbeschwerden wird besonders deutlich, wie wichtig eine gesunde Ernährung ist. Denn alles, was wir essen, wird über Magen und Darm verdaut, d. h. in seine verschiedenen Bestandteile zerlegt, in den Blutkreislauf aufgenommen und über den ganzen Körper verteilt. Zwar kann der Darm Unverdauliches von Verdaulichem trennen, viele Schadstoffe erkennen und ausscheiden – aber viele neue Gifte (wie z. B. Pestizide oder Herbizide) oder industriell produzierte Stoffe (wie z. B. künstliche Düngemittel, Transfettsäuren oder synthetische Vitamine) gelangen durch die Schutzbarriere hindurch, die unser Darm im Laufe der Evolution entwickelt hat. Er erkennt sie nicht als schädlich, u. a. weil sie den natürlichen Originalen oder körpereigenen Stoffen durchaus ähnlich sind. Schon im Magen oder im Darm selbst machen sich solche schädlichen Einflüsse bemerkbar, etwa wenn der Magen sauer reagiert. Gesundheit beginnt also im Magen-Darm-Trakt und Leinöl hilft, sie zu erhalten.

Sodbrennen

Sodbrennen ist ein Alarmsignal des Körpers, das meistens auf eine Übersäuerung des Magens oder auf eine Entzündung der Speiseröhre zurückzuführen ist. Wenn Sie Sodbrennen haben, nehmen Sie einen Esslöffel Leinöl pur – schon nach ca. zwanzig Minuten fühlen Sie sich besser, denn Leinöl begünstigt die Neutralisierung der Magensäure. Täglich eingenommen verschwindet das Sodbrennen nach einigen Wochen ganz.

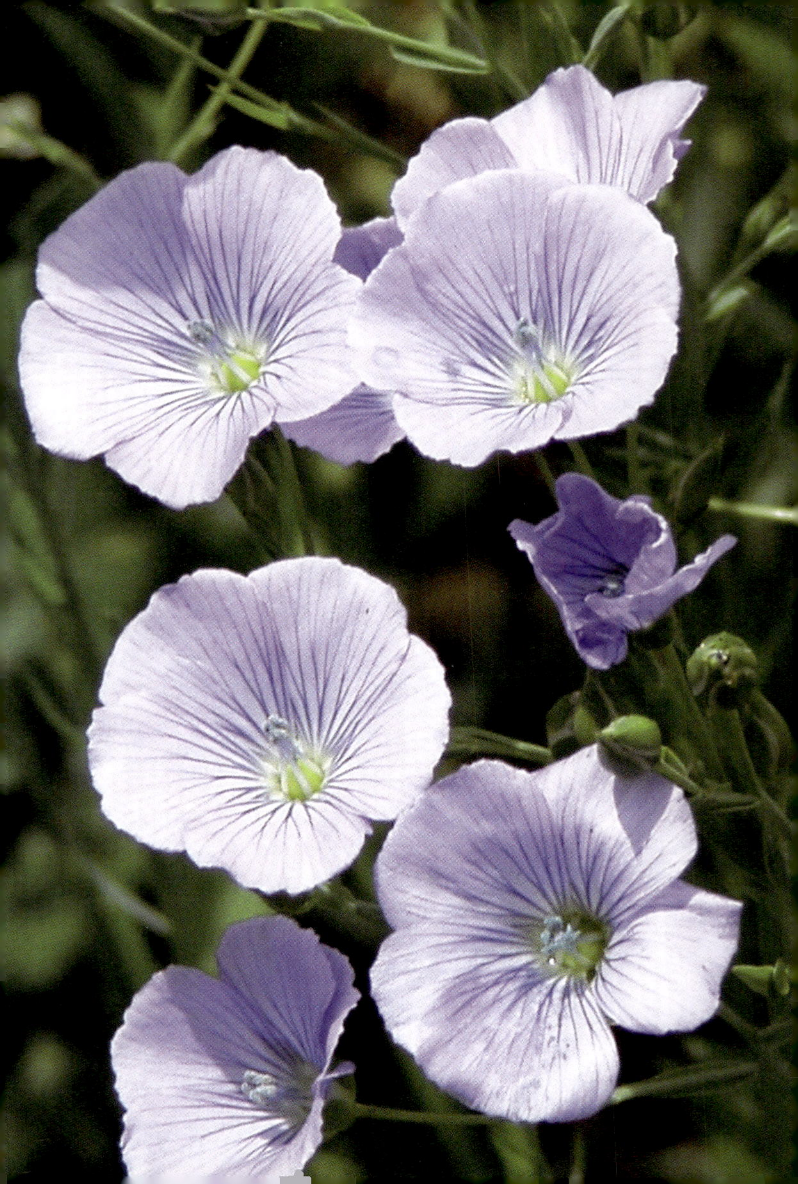

Durchfall

Grundsätzlich sollten Sie während eines Durchfalls Ihren Verdauungstrakt schonen, wenig Zucker, Milchprodukte oder schwer verdauliches Fleisch zu sich nehmen und unbedingt viel Wasser oder Tee trinken, um den Verlust von Flüssigkeit und Mineralstoffen auszugleichen. Nach dem akuten Durchfall können Sie mit einem täglichen Löffel Leinöl die Regeneration Ihres Darms unterstützen und Ihre Anfälligkeit für Infektionen verringern.

Wenn Sie häufig oder länger als drei Tage unter Durchfall leiden, sollten Sie unbedingt einen Arzt aufsuchen, um eine schwerwiegendere Erkrankung ausschließen oder eine mögliche Lebensmittelunverträglichkeit bestimmen zu können.

Verstopfung

Verstopfung ist meist auf die Trägheit des Darmes zurückzuführen. Dagegen hilft eine ballaststoffreiche Ernährung, z. B. mit Vollkorn- anstelle von Auszugsmehlprodukten, Müsli mit frischen Körnern, Kartoffeln statt Teigwaren, ferner Hülsenfrüchte, Gemüse, Salate etc. Trinken Sie reichlich, auch zu den Mahlzeiten, möglichst Wasser oder Kräutertees. Meiden Sie Süßes, weil Zucker zusätzlich „stopft", und chemische Abführmittel, die wiederum zu Durchfall führen können.

Um die Darmkontraktion anzukurbeln, hilft Leinöl, vor allem aber frisch geschrotete Leinsaat. Schroten Sie die Körner erst kurz vor dem Essen, so bleiben die durch Sauerstoff leicht verderblichen Vitamine und Fettsäuren erhalten. Und sorgen Sie für genügend zusätzliche Flüssigkeit, denn Leinsamen enthalten Schleimstoffe, die stark aufquellen – und genau damit Ihren Darm wieder in Bewegung bringen. Empfehlenswert bei hartnäckigen Verstopfungen sind auch Einläufe mit Leinöl, das am besten mit lauwarmen Kamillentee vermischt wird.

Entzündliche Magen- und Darmerkrankungen

Gastritis, Morbus Crohn oder Colitis ulcerosa sind akute oder chronische Entzündungen der Magenschleimhaut, des Dünn- oder Dickdarms. Sie müssen behandelt werden, zumal sie im schlimmsten Fall zu Magen- oder Zwölffingerdarmgeschwüren oder gar zu Krebs führen können.

Die Funktionsfähigkeit der Schleimhäute und der Darmzotten, die die Aufgabe haben, Nährstoffe vom Darm ins Blut zu übergeben, ist von einer guten Durchblutung und der Durchlässigkeit der Zellmembranen abhängig. Beides wird von den mehrfach ungesättigten Fettsäuren unterstützt, während die starren Transfettsäuren die Zellmembran auf Dauer verstopfen und damit den Nähr- und Sauerstoffaustausch verhindern (s. a.: Gegen Krebs). Besonders im Akutstadium einer Magen- oder Darmentzündung sollten Sie deshalb auf raffinierte und gehärtete Öle und Fette verzichten. Essen Sie keine Fertigbackwaren und kein Fastfood! Auch Wurstwaren und Fleisch sollten Sie meiden, letztere auch, weil sie Arachidonsäure enthalten, die der Körper zu einer entzündungsfördernden Form des Prostaglandins umwandelt (s. a.: Für das Immunsystem).

Die Omega-3-Fettsäure des Leinöls dagegen wirkt entzündungshemmend. Sie kann bei langfristiger Anwendung sogar Transfettsäuren wieder aus den Zellwänden „vertreiben“ und damit die Anfälligkeit für Entzündungen mindern. Sofern Ihr Arzt dies nicht ausdrücklich untersagt hat, nehmen Sie im Akutfall dreimal täglich einen Esslöffel Leinöl zu sich. Nach dem Abklingen der Beschwerden können Sie unbedenklich Leinöl in Ihren Speiseplan integrieren. Im Übrigen ist für eine gesunde Darmflora, dazu zählen Bakterien, die für unsere Abwehrkräfte nützlich sind, eine ballaststoffreiche und kohlehydratarme Ernährung sehr hilfreich. Meiden Sie auch künstlich gesüßte Säfte oder Limonaden.

Für das Säure-Basen-Gleichgewicht

Der pH-Wert bestimmt, ob ein Milieu sauer (Wert < 7) oder basisch (Wert > 7) ist. Der pH-Wert 5,5, den Sie möglicherweise von Seifen, Shampoos oder Duschgels kennen, ist also leicht sauer. Für die Haut wird dieser Wert empfohlen, um ihren Säureschutzmantel zu erhalten. Aber nicht für alle Regionen unseres Körpers ist dieses Milieu das richtige. So braucht unser Magen mehr Säure, um die Nahrung zu zersetzen (1–5), und unserer Blut sollte einen pH-Wert von 7,4 haben. Unser Körper hat deshalb ein Regulationssystem entwickelt, das im Normalfall den pH-Wert für alle Organe und Sekrete so anpasst, wie er sein sollte. Daran beteiligt sind u. a. das Puffersystem des Blutes, die Lunge, Leber und Nieren und die Flora des Darms.

Wenn nun die beteiligten Organe nicht optimal zusammen arbeiten, kann sich der pH-Wert des Blutes zum Sauren (Azidose) oder zum Basischen (Alkalose) verschieben. Wobei bei unserer Lebensweise vor allem Übersäuerungen ein Thema sind. Denn Säuren entstehen nicht nur bei Stoffwechselvorgängen, sie werden auch vermehrt produziert durch Einflüsse wie Dauerstress, Bewegungsmangel oder einseitige Ernährung. Kann das Blut den Überschuss an Säuren nicht mehr abpuffern, werden diese im Körper eingelagert, z. B. in

Bindegeweben oder Gelenken, was zu Cellulitis oder Gelenkschmerzen führen kann. Auch Symptome wie Sodbrennen, Blähungen, chronische Müdigkeit, Allergien, Ausschläge, starkes Schwitzen, Zahnschäden u. v. a. m. führen viele Mediziner und Ernährungswissenschaftler inzwischen auf Übersäuerungen zurück. Wenn Sie die genannten Symptome kennen, sollten Sie eine Zeit lang versuchen, säurebildende Lebensmittel zu reduzieren und vermehrt basenbildende zu sich nehmen.

Leinöl im Säure-Basen-Haushalt

Macht man sich klar, dass der pH-Wert ein Maß für die Konzentration der Wasserstoff-Ionen (H3O+) einer Lösung ist – d. h. Säuren sich durch ein Übergewicht an positiv geladenen Protonen auszeichnen und Basen durch ein Übergewicht an negativ geladenen Elektronen –, wird die Rolle der essenziellen

Lebensmittel, die Säuren bilden

- Stark eiweißhaltige tierische Produkte, wie Fleisch, Wurst, Speck, Schinken oder Innereien; Geflügel, Käse, Eiklar und Fisch.
- Kohlehydratreiche und ballaststoffarme Produkte, wie Nudeln aus Weißmehl oder polierter Reis und natürlich Zucker – d. h. auch alle Arten von Süßigkeiten.
- Kohlensäurehaltige Getränke, wie Mineralwasser und Limonaden; Kaffee und Alkohol, aber auch Schwarz- und Früchtetee.
- Unreifes Obst, Knabberzeug, wie Erdnüsse, oder scharfe Gewürze.

Fettsäuren im Säure-Basen-Haushalt deutlich: Während die Moleküle gesättigter Fettsäuren über nur ein Elektronenpaar verfügen, das die einzelnen Atome aneinander bindet, haben ungesättigte Fettmoleküle zwei Elektronenpaare. Eines sichert auch hier die Bindung der Atome, das zweite aber ist ein freies Paar. Beide Paare schwingen in Resonanz miteinander und verstärken sich gegenseitig, so dass eine Art Elektronenwolke um das Molekül herum entsteht, eine elektrische Ladung, die der Körper für vielfältige Reaktionen nutzen kann – u. a. zur Neutralisierung von Protonen. Leinöl mit seinem hohen Anteil dreifach ungesättigter Fettsäuren fördert deshalb die Neutralisierung von Säuren, obwohl das Öl selbst nicht basisch ist.

Lebensmittel, die Basen spenden

- Kalium-, magnesium-, natrium- und zinkhaltige Vollkornprodukte und Getreidesorten, wie Gerste, Buchweizen, Hafer, Dinkel oder Hirse.
- Kartoffeln, Kürbis, Sellerie, Erbsen, Knoblauch, Zwiebel, Gurken, alle frischen Salate, Kräuter, wie Petersilie und Schnittlauch; aber auch Sauerkraut und Apfelessig.
- Frische Früchte, wie Äpfel, Bananen, Birnen, Feigen, Heidel-, Preisel- oder Erdbeeren, Zitronen; aber auch Trockenfrüchte, wie Rosinen oder Feigen.
- Eidotter und Milchprodukte mit einem hohen Molkeanteil, wie Kefir oder Buttermilch.
- Quellwasser und Kräutertees.

Für Schwangere, Babys und Kinder

Ab der 26. Schwangerschaftswoche braucht der Embryo Omega-3-Fettsäuren für die Ausbildung seines Gehirns, seines Sehvermögens und seiner Abwehrkräfte. Diese entzieht er der werdenden Mutter und verbraucht dabei notfalls auch ihre Reserven – womit bei der Schwangeren ein Mangel entsteht, der zu Migräne, Stimmungsschwankungen und Depressionen führen kann (s. a.: Für Gehirn, Nerven und Psyche).

Schwangere sollten also ganz besonders auf eine ausreichende Versorgung mit Omega-3-Fettsäuren achten. Sie tun damit nicht nur sich selbst etwas Gutes, sondern fördern auch die volle Entfaltung der Funktion von Augen, Gehirn und Immunsystem des Neugeborenen. Um den erhöhten Bedarf mit der alpha-Linolensäure des Leinöls zu decken, nehmen Sie je nach Ihrer sonstigen Ernährung ein bis zwei Esslöffel täglich.

Wenn Sie stillen, sollten Sie diese Dosis beibehalten, denn auch der Säugling benötigt Omega-3-Fettsäuren für das weitere Heranwachsen seiner Organe, besonders für die Ausbildung von zentralem Nervensystem und Netzhaut. Stillen Sie nicht, sollten Sie dafür sorgen, dass Ihr Baby Omega-3-haltige Nahrung bekommt: Sie könnten z. B. ein paar Tropfen Bio-Leinöl in die Babymilch geben. Bitte fragen Sie ggf. Ihren Kinderarzt!. Ab dem fünften Lebensmonat kann man dem Brei des Babys bereits bis zu einem Teelöffel Leinöl beimischen.

Natürlich brauchen auch Klein- und Schulkinder ebenso wie Jugendliche und Erwachsene eine ausreichende Versorgung mit Omega-3-Fettsäuren (s. a.: Für Gehirn, Nerven und Psyche). Im Optimalfall „mogeln“ Sie Ihren Kindern nicht nur Leinöl ins gewünschte Essen, sondern versuchen, ihre Geschmackssinne zu fördern. Erklären Sie ihnen, was „immer nur Burger“, Pommes oder sonstige Fast-Food-Gerichte auf Dauer anrichten oder machen Sie ihnen Lust auf eine bunte, vielseitige Ernährung. Die Gesundheit Ihrer Sprösslinge wird es Ihnen danken!

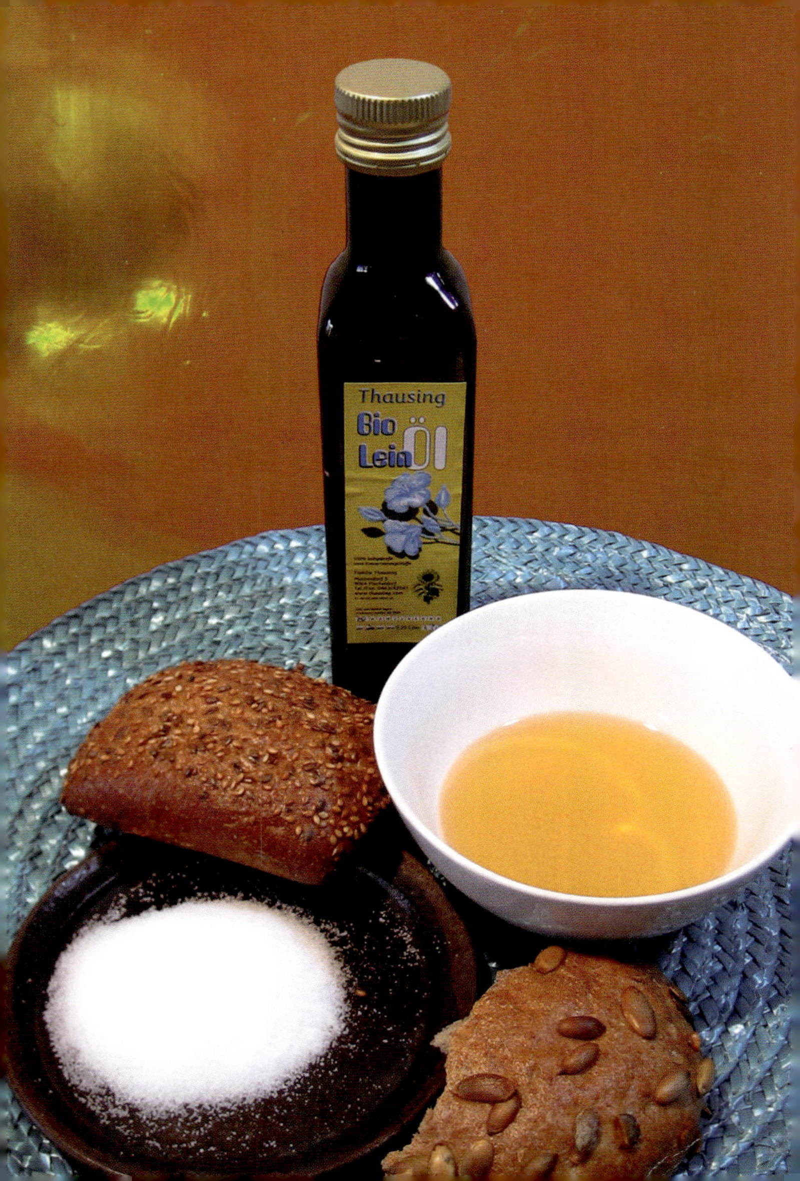
Thausing
Bio
Lein
Öl

Leinöl in der Küche

Frisch gepresstes Bio-Leinöl schmeckt köstlich!

Mit seinem leicht nussigen Aroma ist es in regionalen Küchen längst unverzichtbar – einfache Speisen, wie die Leinölstippe (Brothäppchen in Salz oder Zucker und dann in Leinöl getunkt) oder Leinöl mit Topfen (Quark) und Pellkartoffeln haben Tradition.

Leinöl-Topfen-Gerichte bilden in meinen Rezeptempfehlungen auch deshalb einen Schwerpunkt, weil Topfen mit seinem hohen Eiweißgehalt die gesunde Wirkung des Leinöls noch unterstreicht.

Sie können das schmackhafte Öl auf vielfältige Weise in Ihre gewohnte Küche einbinden: Versuchen Sie die Kärntner Kasnudl in Leinöl statt in Butter geschwenkt. Nehmen Sie Leinöl für Salatdressings oder Mayonnaise. Verfeinern Sie Soßen, heimische und exotische Gemüsegerichte oder fruchtigen Speisen.

Die folgende Rezeptauswahl ist als Anregung gedacht: Lassen Sie der Kreativität bei der Zubereitung Ihrer Mahlzeiten freien Lauf!

Guten Appetit!

Wünscht Ihr Leinölberater
JOSEF HORNER

Grundregeln der Leinölküche

Drei Grundregeln sollten Sie bei der Verwendung von Leinöl unbedingt beachten:

1. Leinöl kühl und dunkel lagern.

Unter Einfluss von Licht und Sauerstoff verdirbt das Öl sehr schnell, weil die wertvolle, aber instabile alpha-Linolensäure leicht oxidiert. Dabei entstehen sogenannte freie Radikale, die dem Körper schaden. Verwenden Sie deshalb kein bitter schmeckendes, ranziges Leinöl! Sie erkennen es schon an seinem Geruch.

2. Leinöl nicht über 40° Celsius erhitzen.

Beim Erhitzen verwandeln sich die wertvollen mehrfach ungesättigten Fettsäuren in schädliche Transfettsäuren. Verwenden Sie Leinöl – ebenso wie andere kaltgepresste Öle, die essenzielle Fettsäuren enthalten – deshalb nicht zum Braten oder dünsten, sondern fügen Sie es warmen Gerichten immer erst kurz vor oder am Besten nach dem Anrichten zu.

3. Zum Anbraten oder Dünsten Leinfett verwenden.

Bei der Herstellung von Bio-Leinfett wird Leinöl mit ungehärtetem Bio-Kokosfett vermischt. Die ungesättigten Fettsäuren verbinden sich dabei mit den gesättigten Fettsäuren des Kokosfetts und werden damit stabiler und hitzeunempfindlicher, ohne ihre wertvollen Eigenschaften zu verlieren.

Leinfett hat eine schmalzähnliche Konsistenz und ist deshalb auch als cholesterinfreier Ersatz für Margarineprodukte und Butter, insbesondere bei Laktoseunverträglichkeit zu empfehlen. Beziehen können Sie es z. B. über Thausing-Naturkost (s. S. 78). Ein Rezept zum Selbermachen finden Sie nachstehend. Sollten Sie kein Leinfett zur Verfügung haben, nutzen Sie Kokosfett aus biologischem Anbau. Es ist das einzige pflanzliche Fett, das kaum ungesättigte Fettsäuren enthält und damit sehr stabil gegen Hitze ist. Kokosfett ist übrigens ohne künstliche Härtung bei Zimmertemperatur fest.

Leinfett

125 g Bio-Leinöl
250 g Kokosfett aus biologischem Anbau
1 mittelgroße Zwiebel
10 Knoblauchzehen

Leinöl in einem ca. 500 ml fassenden Kännchen ins Gefrierfach stellen, um seine Temperatur möglichst tief zu senken. In einem zweiten Gefäß das Kokosfett schmelzen. Knoblauch und Zwiebel (geviertelt) schälen und beides ein paar Minuten im Fett bräunen. Das Kokosfett so weit abkühlen lassen, dass es gerade noch flüssig ist. Dann durch ein Sieb Zwiebeln und Knoblauch herausfiltern und auf das sehr kalte Leinöl gießen, beides gründlich durchrühren bis sich beide Öle gut durchmischt haben. Nun das Leinfett in ein verschließbares Gefäß gießen und in den Kühlschrank stellen.

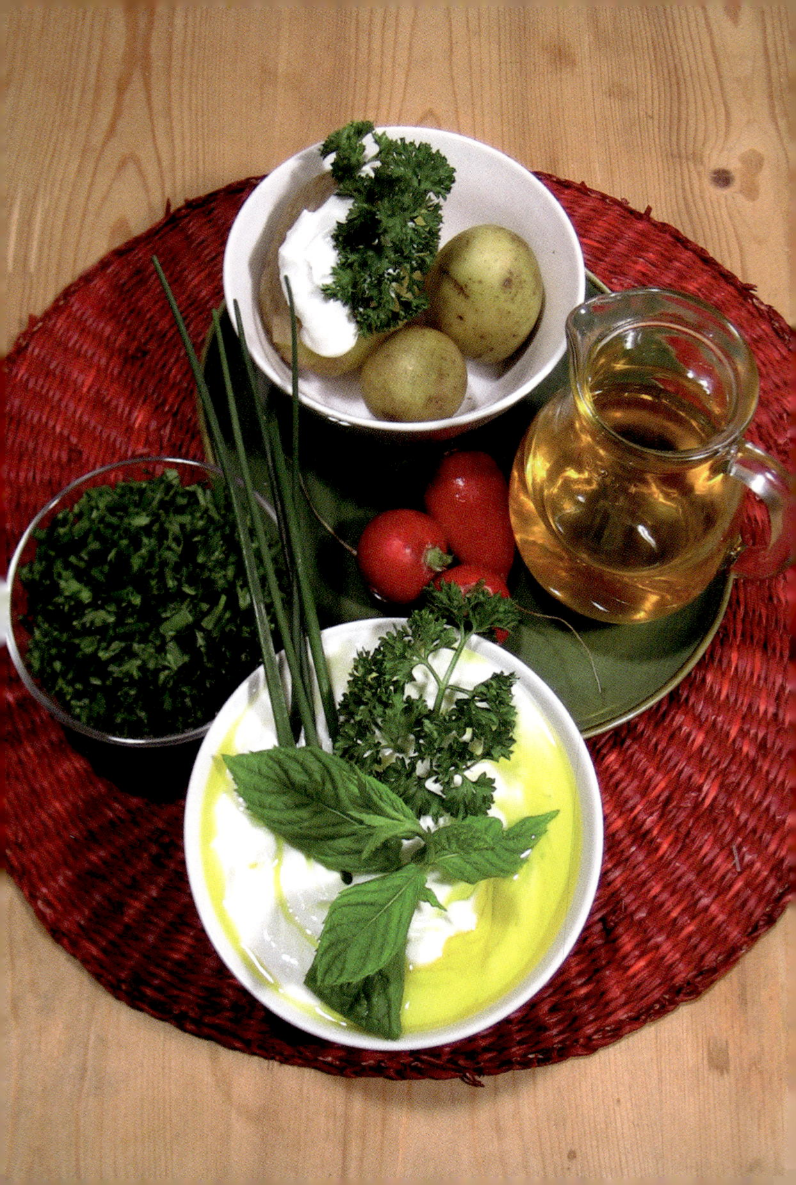

Leinöl-Topfen-Speisen

Leinöl-Topfen-Müsli

Dieses Rezept beruht auf der Öl-Eiweiß-Kost von Dr. Johanna Budwig.

100 g Topfen
2 EL Milch
1 TL Honig
3 EL Bio-Leinöl
2 EL Bio-Leinsamen (frisch geschrotet oder gemahlen)
1 Apfel oder andere frische Früchte der Saison
Nüsse oder Gewürze nach Geschmack

Den geschroteten Leinsamen und die zerkleinerten Früchte in eine Schale geben. Leinöl, Milch und Honig mit dem Mixer verrühren, Topfen nach und nach dazu mischen, bis eine cremige Masse entsteht, und diese auf Früchte und Leinschrot geben. Zur Abrundung kann noch mit Vanille, geriebenen Walnüssen, geriebener Zitronenschale (ungespritzt), Bananenscheibchen oder Zimt und Ingwer verfeinert werden.

* * *

Kräutertopfen

250 g Topfen
3 EL Bio-Leinöl
3 EL Milch
Salz und Pfeffer
Zwiebel, Knoblauch und frische Kräuter wie Schnittlauch, Petersilie, Bärlauch oder Maggikraut (Liebstöckel, Lustock)

Topfen mit Leinöl und Milch cremig rühren. Zwiebel und Knoblauch sowie frische Kräuter nach Bedarf und Geschmack klein hacken und unter die Creme rühren. Mit Salz und Pfeffer abschmecken und zu frischem Brot, Ofen- oder Pellkartoffeln reichen.

* * *

Topfenaufstrich mit Bärlauch

250 g Topfen
3 EL Bio-Leinöl
3 EL Milch (oder Sahne)
50 g frischer Bärlauch, fein gehackt
1 hart gekochtes Ei, fein gehackt
Salz und Pfeffer

Topfen mit Leinöl und Milch cremig rühren, mit Salz und Pfeffer würzen. Dann das Ei und den Bärlauch untermischen.

* * *

Topfenknödel – süß oder herzhaft

500 g Topfen
150 g Dinkelgrieß
2 Eier
Bio-Leinöl oder Bio-Leinfett nach Geschmack
Zucker oder Salz nach Geschmack

Topfen, Grieß, Eier und Salz gut miteinander verrühren und die Masse ca. 3 Stunden stehen lassen, damit der Dinkelgrieß aufquellen kann. Mit nassen Händen daraus Knödel formen, in siedendes Salzwasser legen und heraus nehmen, wenn die Knödel an der Oberfläche schwimmen. Je nachdem, ob Sie die Knödel süß oder herzhaft mögen, entweder mit Leinöl beträufeln, mit etwas Zucker bestreuen und mit Kompott servieren; oder aber mit Leinfett abschmalzen und mit grünem Salat servieren.

Luftig-fruchtige Topfenspeise

100 g Topfen
2 EL Milch
3 EL Bio-Leinöl
1 EL Honig (oder Holunderblüten- oder Fruchtsaft)
1 Ei
Prise Zucker, ggf. Zitronensaft
Beeren- oder Zitrusfrüchte nach Saison und Geschmack

Zunächst sorgfältig das Eiklar vom Eidotter trennen und warten bis das Eiklar Zimmertemperatur hat. Dann Eidotter, Leinöl, Milch und Honig mit dem Topfen zu einer Creme verrühren. Das Eiklar mit einem sauberen Rührgerät zu Eischnee schlagen, und erst wenn er halbsteif ist, eine Prise Zucker hinzugeben. Sollte die Masse nicht steif werden, ggf. mit ein paar Tropfen Zitronensaft nachhelfen. Den Eischnee vorsichtig unter die Topfencreme heben und auf frischen Früchten mit etwas Saft servieren.

* * *

Topfen-Eiskrem – fruchtig, nussig oder schokoladig

100 g Topfen
2 EL Milch (oder Saft von frischen Früchten)
3 EL Bio-Leinöl
1 EL Honig (oder Holunderblütensirup)
1 Vanilleschote (oder/und 2 EL Kakaopulver, 1-2 EL zerkleinerte Walnusskerne oder Früchte nach Geschmack)

Leinöl, Milch und Honig mit Topfen verrühren, bis eine cremige Masse entsteht. Samen und Mark der Vanille aus der Schote kratzen und zusammen mit Kakao, Nüssen oder Früchten unter die Creme mischen. In den Gefrierschrank stellen bis alles durchgefrostet ist.

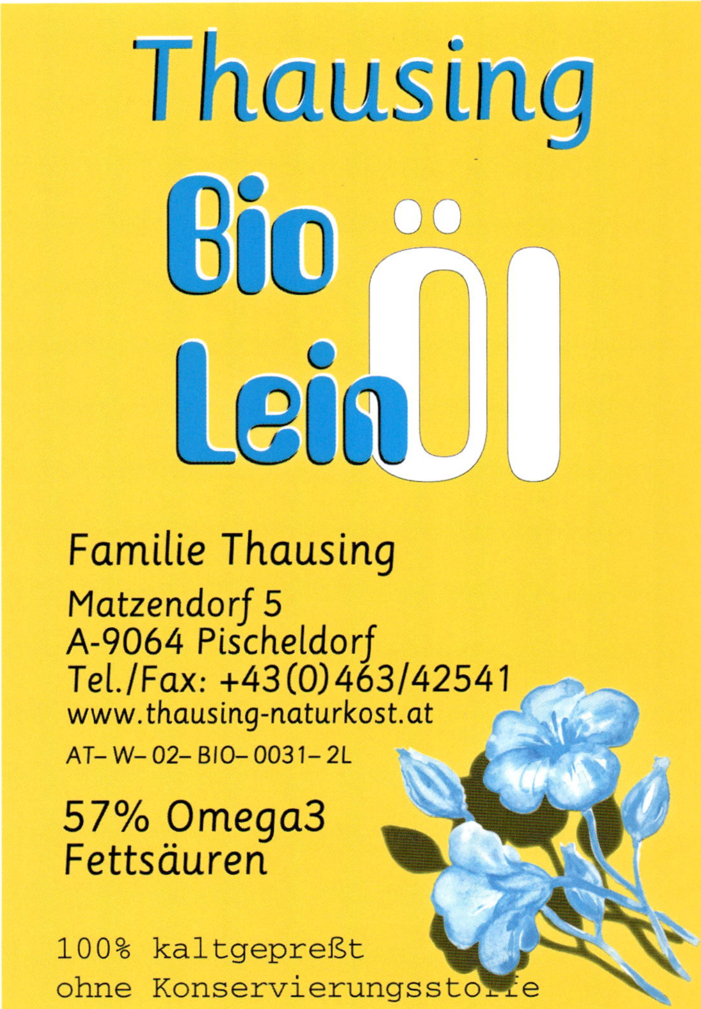
Thausing
Bio
Lein
Öl
Familie Thausing
Matzendorf 5
A-9064 Pischeldorf
Tel./Fax: +43(0)463/42541
www.thausing-naturkost.at
AT- W- 02- BIO- 0031- 2L
57% Omega3
Fettsäuren
100% kaltgepreßt
ohne Konservierungsstoffe

Suppen

Zwiebelsuppe

500 g Zwiebeln
125 g Haferflocken
1 l Wasser oder Bio-Kräuterbrühe
100 g Bio-Leinfett
4 EL Bio-Leinöl
Salz, Pfeffer, Paprika

Die Zwiebeln mit Leinfett bei niedriger Temperatur in einem Topf glasig bräunen (ca. 5–8 Min.) und mit dem Wasser aufgießen. Die Haferflocken in das kochende Wasser geben und unter ständigem Rühren kurz aufkochen lassen. Das Ganze mit einem Stabmixer pürieren und weiter mit Wasser auffüllen, so dass eine cremige Suppe entsteht. Mit Salz, Pfeffer und Paprika abschmecken und einem Löffel Leinöl servieren.

* * *

Dinkelgrießsuppe

4 EL (gehäuft) Dinkelgrieß
4 TL Bio-Kräutersuppe (keine Suppenwürfel)
1 l kaltes Wasser
Petersilie, Schnittlauch, Maggikraut
(Liebstöckel oder Lustock)
4 EL Bio-Leinöl

Zuerst den Dinkelgrieß in einer Pfanne leicht erhitzen und bräunen. Anschließend kaltes Wasser und Kräutersuppe einrühren, Petersilie und/oder Liebstöckel klein gehackt dazu geben und kurz aufkochen lassen. Mit gehacktem Schnittlauch und Leinöl servieren. Guten Appetit!

Nudel- und Gemüsegerichte

Dinkelnudeln mit Schinken

500 g Bio-Dinkelnudel (ohne Ei)
50 g Bio-Leinfett
200 g würfelig geschnittener Schinken
ggf. etwas Sauerrahm
Salz und Pfeffer
Basilikum und Majoran oder Schnittlauch und Petersilie
4 EL Bio-Leinöl

Dinkelnudeln in Salzwasser kochen (ca. 12 Min.) und abseihen. Anschließend Leinfett bei niedriger Temperatur in einer Pfanne zerlassen. Die Schinkenwürfel und die gekochten Nudeln, ggf. auch Sauerrahm, dazugeben und die Zutaten vermengen. Zuletzt nach Geschmack mit frischen gehackten Kräutern würzen. Beim Anrichten mit Leinöl verfeinern, fertig. Servieren Sie dazu einen frischen Salat der Saison und ein Glas Weißwein.

* * *

Käsespätzle/Nockerln

500 g Dinkelmehl
1/8 l Wasser (oder Milch)
250 g geriebener Käse (Bergkäse)
50 g Bio-Leinfett
Schnittlauch, Muskatnuss, Pfeffer und Salz
4 EL Bio-Leinöl

Mehl, Eier, Wasser und Salz zu einem mittelfesten Teig verrühren. Diesen durch ein Nockerlsieb in kochendes Salzwasser reiben und die Nockerln kochen lassen. Abschwemmen, wenn alle auf dem Wasser schwimmen. Bei niedriger Hitze in einer Pfanne Leinfett zerlassen, Nockerln und Käse hineingeben und beides vermengen. Mit Pfeffer, einer Prise Muskatnuss und/oder frischem Schnittlauch würzen. Beim Anrichten mit Leinöl verfeinern und die Nockerln zusammen mit einem frischen Salat der Saison und einem Glas Rotwein servieren.

* * *

Vollkornnudeln mit Walnuss-Minz-Pesto

500 g Vollkornnudeln (ohne Ei)
50 g Basilikum (oder glatte Petersilie)
50 g Minze
50 g Walnüsse (oder Kürbis- oder Pinienkerne)
50 g Parmesan (oder Pecorino oder Bröseltopfen)
2–4 Knoblauchzehen
1 TL frisch gepresster Orangensaft
2 EL abgeriebene Orangenschale (unbehandelt)
10 EL Bio-Leinöl
Salz und grüner Pfeffer

Nüsse klein hacken und mit 6 EL Öl vorpürieren. Dann Knoblauch, Käse, abgeriebene Orangenschalen und ein paar Tropfen Orangensaft mit in den Mixer geben. Die Kräuter klein schneiden, mit 4 EL Öl im Mörser zerstampfen und vorsichtig unter die pürierte Nuss-Käse-Mischung heben. Vollkornnudeln in Salzwasser kochen (ca. 12 Min.) und abseihen, dabei ein wenig Nudelwasser im Topf zurückhalten. Nudelwasser und Pesto nach und nach unter die abgeseihten Nudeln geben. Auf Tellern anrichten, mit Nüssen und Minzblättchen anrichten und etwas Öl darüber geben. Frischen grünen Salat dazu reichen.

Spargel in Leinsoße

2 kg Spargel
2 EL Zitronensaft
1/4 TL Zucker
1/4 l Spargelwasser
2 EL Leinfett
2 EL Kichererbsenmehl (oder 1 EL Kartoffelstärke)
1/4 TL Bockshornkleesamen (oder Schabziegerklee), gemahlen
1/2 TL Kurkuma (Gelbwurz), gemahlen
1/4 TL Muskatnuss, gerieben
Salz und Pfeffer
4 EL Bio-Leinöl
Frische Petersilie (oder Basilikum und Oregano)

Spargel schälen und möglichst aufrecht (Spitzen nach oben) in einen Topf mit kochendem Wasser geben. Nach ca. 10 Minuten Zitronensaft und Zucker zugeben und noch einmal ca. 5 Minuten kochen lassen. Den Spargel aus dem Wasser nehmen und warm halten. Vom Spargelwasser gut einen 1/4 l zum Abkühlen beiseite stellen. Leinfett schmelzen und Bockshornkleesamen, Kurkuma und Muskatnuss sowie Pfeffer darunter mischen. Danach, wie für eine Einbrenne, erst das Kichererbsenmehl einrühren und anschließend unter ständigem Rühren das kalte Spargelwasser schlückchenweise zugeben bis die Masse glatt wird. Den Spargel auf Tellern anrichten, mit der Soße übergießen, Petersilie – oder frische Basilikum- und Oreganoblättchen – darüber streuen. Mit Leinöl beträufeln und zusammen mit Pellkartoffeln servieren. Ein Glas leichter Weißwein passt bestens zu diesem sommerlichen Gericht!

Leichtes Curry-Gemüse

2 EL Leinfett
6–8 Kartoffeln (je nach Größe und Appetit)
4–5 Möhren
1/2–1 Karfiol (oder Broccoli)
100–150 g Spinat
3–4 Tomaten
2 Zwiebeln, 2 Knoblauchzehen
2 EL Sesam- oder Erdnussmus (oder 4 EL Tomatenmark)
2–4 TL Currypulver, Salz und Pfeffer
4 EL Bio-Leinöl

Kartoffeln und Tomaten würfeln, Möhren in Scheiben schneiden, Karfiol oder Broccoli in kleine Röschen zerlegen, Zwiebeln und Knoblauch fein hacken. Leinfett in einer Pfanne zerlassen, Currypulver dazu und kurz erhitzen. Dann Kartoffeln, Karotten, Kohlröschen, Zwiebeln und Knoblauch hineingeben und einige Minuten lang anbraten, immer wieder durchrühren. Etwas Salz, Spinat und Tomaten hinzugeben und zugedeckt köcheln lassen, bis Kartoffeln, Möhren und Kohlröschen gar sind. Nun entweder Tomatenmark (leichtere Variante) oder Sesam- bzw. Erdnussmus (schwerere nussige Variante) unterrühren, ggf. etwas Wasser oder Gemüsebrühe zugeben und noch einmal mit Salz und Pfeffer abschmecken. Nach dem Anrichten mit einem EL Leinöl pro Portion verfeinern.

Sie können diese Gemüsepfanne beliebig variieren – etwa mit Fisolen, Lauch, Paprika, Zucchini oder Kürbis; statt Tomaten Früchte wie Mango, oder statt Nussmus Kokosmilch verwenden; Lamm- oder Geflügelfleisch mit in der Pfanne braten und garen oder ggf. auch Reis dazu servieren.

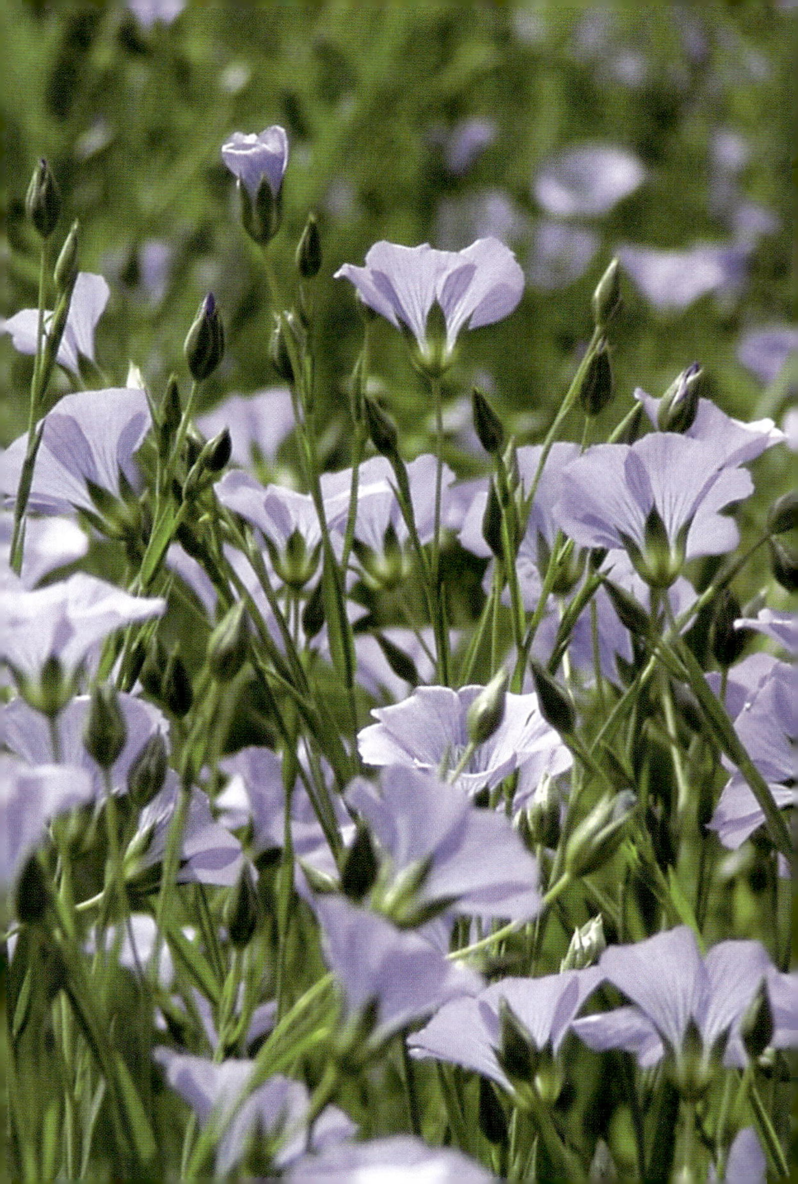

Kalte Küche

Linsen-Ananas-Salat

150 g schwarze Beluga-Linsen (oder grüne Tellerlinsen)
gut 350 ml Gemüsebrühe
250 g frische Ananas
1–2 Schalotten (oder Zwiebeln)
2–3 EL Rotweinessig
4 EL Bio-Leinöl
1 EL Estragon oder Thymian
Salz

Die Linsen ca. 20 Minuten bei schwacher Hitze in der Gemüsebrühe köcheln. Sie sollten nicht aufplatzen. Falls Sie grüne Tellerlinsen verwenden, stellen Sie die Hitze deshalb vorzeitig aus, um die Linsen gar zu quellen. Die abgekühlten Linsen abseihen und in eine Salatschüssel geben.

Die Ananas der Länge nach vierteln, schälen und den Strunk aus der Mitte entfernen. Das Fruchtfleisch in mundgerechte Stücke schneiden und unter die Linsen mischen. Schalotten fein würfeln, die frischen Kräuter hacken, Salz und Essig dazugeben und unter ständigem Rühren das Öl dazu fließen lassen. Diese Vinaigrette zuletzt unter den Linsen-Ananas-Salat heben.

* * *

Roter Heringssalat mit Apfel

8 Heringsfilets (frisch gegart oder eingelegt)
2 säuerliche Äpfel
2 eingelegte Gewürzgurken
1–2 gekochte rote Rüben
1 Zwiebel
6 EL Bio-Leinöl
2 EL Apfelessig
4 EL Rahm oder Joghurt
Zucker, Salz und Pfeffer
Schnittlauch

Rote Rüben kochen, schälen, auskühlen lassen und ebenso wie Äpfel, Zwiebel und Gewürzgurken klein würfeln. Heringsfilets in mundgerechte Stücke schneiden und alles zusammen in einer Schüssel vermengen. Rahm oder Joghurt mit Essig und Leinöl zu einer Marinade verrühren, mit Zucker, Salz und Pfeffer würzen, unter den Salat mischen und noch einmal abschmecken. Frisch gehackten Schnittlauch drüber streuen und zu warmen Pellkartoffeln servieren. Ein köstlicher Schmaus vor, bei oder nach feuchtfröhlichen Festen!

* * *

Gurkensalat mit Leinöl

1 große Salatgurke (unbehandelt)
1/2 Becher Sauerrahm
3 EL Bio-Leinöl
Dill und Petersilie (feingehackt je 1–2 EL)
Salz und Pfeffer

Salatgurken waschen und raspeln. Etwas Salz hinzugeben und zum Wasser ziehen stehen lassen (ca. 20 Min.). Das Gurkenwasser abgießen, dann Sauerrahm, die feingehackten Kräuter und Leinöl unterrühren und mit Pfeffer und Salz abschmecken.

* * *

Leinöl-Dressing für diverse Salate

4 EL Bio-Leinöl
2 EL Balsamico-Essig (weiß)
1/2–1 TL Holunderblütensaft (oder Honig)
Salz und Pfeffer

Balsamico, Holunderblütensaft, etwas Salz und Pfeffer mit einem Mixer oder einer Schneerute verrühren. Dann langsam das Leinöl einrühren bis eine sämige Konsistenz entsteht. Zum Schluss mit Süße, Salz und Pfeffer abschmecken

* * *

Leinöl-Mayonnaise

1/4 l Bio-Leinöl
2 Eidotter
1/2 TL Senf
1/2 EL Apfelessig
etwas Worcestershiresoße
etwas Zitronensaft
Salz und weißer Pfeffer
Prise Zucker

Die Eidotter mit einem Mixer oder einer Schneerute verrühren. Mit Essig, Senf, Worcestershiresoße, ein paar Tropfen Zitronensaft, Salz, Pfeffer und etwas Zucker abschmecken. Das nicht zu kalte Leinöl tropfenweise einrühren, bis die gewünschte Konsistenz erreicht ist. Eventuell noch nachwürzen. Die Mayonnaise zudecken und kalt stellen.

Nachwort des Verfassers

Geboren 1939 in Kefermarkt und lebe ich seit einigen Jahren in Kärnten. Nach der Matura studierte ich einige Semester Jus. Doch meine Neigung zur Technik veranlasste mich, nebenbei eine weitere Reifeprüfung als Maschinenbauer an der Höheren Technischen Lehranstalt in Linz abzulegen.

Ein naturverbundener Mensch war ich schon immer. Seit meiner Pension und dem Kontakt zu meinem Schwiegersohn, einem Biobauern in der Nähe von Klagenfurt, beschäftige ich mich eingehend mit Leinöl, seiner Geschichte und seinem gesundheitlichen Nutzen. Die Bauernmärkte in Klagenfurt, Villach und Graz bieten mir die Gelegenheit, mit Kunden über die Wirkung der im Leinöl enthaltenen Omega-3-Fettsäuren zu sprechen. Besonders die Rückmeldungen über die gesundheitlichen Erfolge – von der Normalisierung der Cholesterin-, Blutdruck- oder Leberwerte bis hin zur Heilung von Magen-Darm-Geschwüren –, die Berichte Herzkranker mit Koronarbeschwerden und vieler anderer haben mich bewogen, mich intensiv mit Gesundheit und Ernährung auseinander zu setzen.

Viele dieser Menschen haben mich gebeten, Vorträge zum Thema zu halten und auch ein Buch zu schreiben. So hoffe ich nun, dass es mir gelungen ist, Ihnen ein kleines Nachschlagewerk in die Hand zu geben, das Genuss und Freude an einem gesunden Leben vermittelt. Dank und Anerkennung möchte ich noch meiner Lektorin Susanne Gudowius aussprechen, die mich bestens unterstützt hat.

ING. JOSEF HORNER

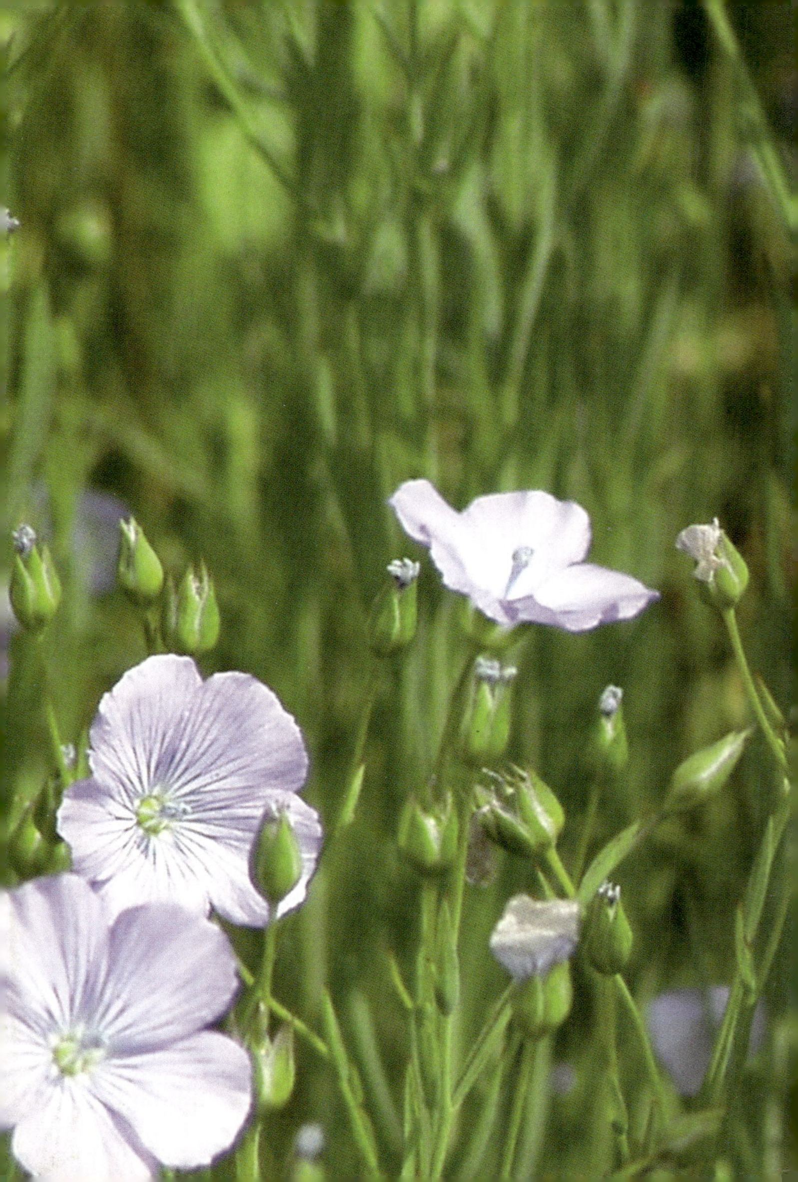